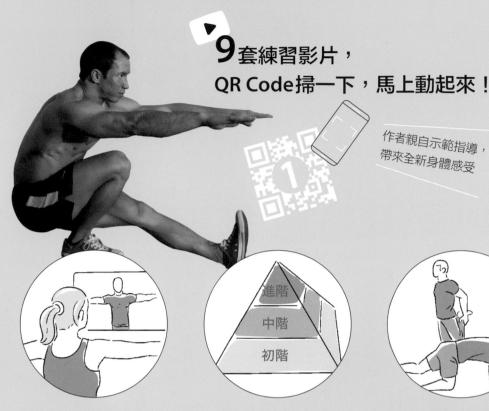

9套練習影片，
QR Code掃一下，馬上動起來！

作者親自示範指導，
帶來全新身體感受

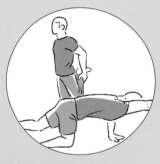

專業拍攝，9套完整動作，長
4.5小時，跟著馬克教練一起
做，輕鬆上手。

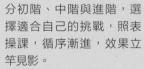

分初階、中階與進階，選
擇適合自己的挑戰，照表
操課，循序漸進，效果立
竿見影。

動作組合精心設計，從熱身
到緩和伸展，從計時組訓
練、階梯式訓練，到循環訓
練，讓練習帶來高度樂趣。

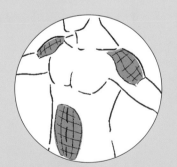

畫面呈現清楚詳盡，標記運
用的肌群、動作次數，提醒
注意事項，為你加油打氣！

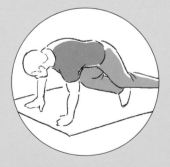

不使用任何輔助工具，把
健身房的各項器材功能一
網打盡。

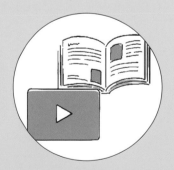

書籍、影片互相參照，超級
實用！

初階

1-1 計時組訓練

熱身
▼

4個動作✕4組

每組做 20 秒、休息 20 秒

● **相撲深蹲**
軀幹中段與下半身運動

● **指示犬**
全身運動

● **登山家**
全身運動

● **陸上游泳**
上半身與下半身運動

▼
緩和伸展

全心投入，持之以恆，放眼未來，想擁有好身材就要靠每天鍛鍊。

————YAYOG

1-2 階梯式訓練

熱身
▼

2組✕2個連續動作

次數 1→2→3→4→3→2→1，
再上下來回一次，
兩組中間短暫休息

● 第一組
後弓箭步
軀幹中段與下半身運動

四拍健身操
全身運動

● 第二組
指示犬
全身運動

拇指向上
上半身運動

緩和伸展

才沒有什麼神奇藥丸、劃時代新飲食法或者小道具，能夠快速又輕鬆地解決你全部的困擾。

————YAYOG

1-3 循環訓練

熱身
▼

4個動作連續做不間斷✕4回合

每個動作做 20 秒、休息 10 秒，
每回合中間休息 30 秒

● **動態深蹲**
軀幹中段與下半身運動

● **軍事推舉**
軀幹中段與上半身運動

● **快速游泳**
上半身與下半身運動

● **變化型登山家**
全身運動

緩和伸展

健身規劃最重要但也最常被忽略之處：訓練的強度。這就牽涉到你有沒有認真自我督促。

————YAYOG

中階

2-1 計時組訓練

熱身
▼

4個動作×6組

每組做 20 秒、休息 20 秒

- **動態深蹲**
  軀幹中段與下半身運動

- **軍事推舉**
  軀幹中段與上半身運動

- **快速游泳**
  上半身與下半身運動

- **變化型登山家**
  全身運動

▼
緩和伸展

2-1

2-2 階梯式訓練

熱身
▼

2組×2個連續動作

次數 1→2→3→4→3→2→1，
再上下來回一次，
兩組中間短暫休息

- 第一組
  側弓箭步
  軀幹中段與下半身運動

  單腳羅馬尼亞式提舉
  下半身運動

- 第二組
  伏地挺身
  全身運動

  拇指向上
  上半身運動

▼
緩和伸展

2-2

2-3 循環訓練

熱身
▼

4個動作連續做不間斷× 6回合

每個動作做 20 秒、休息 10 秒，
每回合中間休息 30 秒

- **摘星跳**
  全身運動

- **半俯衝**
  軀幹中段與上半身運動

- **側身 V 字起坐**
  軀幹中段運動

- **提臀**
  下半身與上半身運動

▼
緩和伸展

2-3

進階

3-1 計時組訓練

熱身
▼

4個動作×8組

每組做 20 秒、休息 20 秒

- **摘星跳**
  全身運動

- **半俯衝**
  軀幹中段與上半身運動

- **側身 V 字起坐**
  軀幹中段運動

- **提臀**
  下半身與上半身運動

▼

緩和伸展

鍛鍊的時候究竟是隨便做做，還是認真全力投入，效果天差地遠。

———— YAYOG

3-2 階梯式訓練

熱身
▼

2組×2個連續動作

次數 1→2→3→4→3→2→1，
再上下來回一次，
兩組中間短暫休息

- 第一組
  前弓箭步加轉體
  軀幹中段與下半身運動

  獨腳戰士
  全身運動

- 第二組
  俯衝
  軀幹中段與上半身運動

  變化型拇指向上
  上半身運動

▼

緩和伸展

下回你就知道，為什麼會因某個藉口而不做鍛鍊。那是因為你覺得藉口比你為自己設定的目標更重要。

———— YAYOG

3-3 循環訓練

熱身
▼

4個動作連續做不間斷× 8回合

每個動作做 20 秒、休息 10 秒，
每回合中間休息 30 秒

- **鐵人麥克 / 交互蹲跳**
  全身運動

- **彈起伏地挺身**
  全身運動

- **折刀**
  軀幹中段運動

- **單腳抬臀**
  全身運動

▼

緩和伸展

要練好身材就得有所犧牲，倒不是要犧牲時間，而是要把目標看得比舒適享受更重要。

———— YAYOG

你的身體就是最好的健身房

美軍特種部隊 體能專家 王牌教練

馬克‧羅倫、約書亞‧克拉克 Mark Lauren with Joshua Clark 著

崔宏立 譯

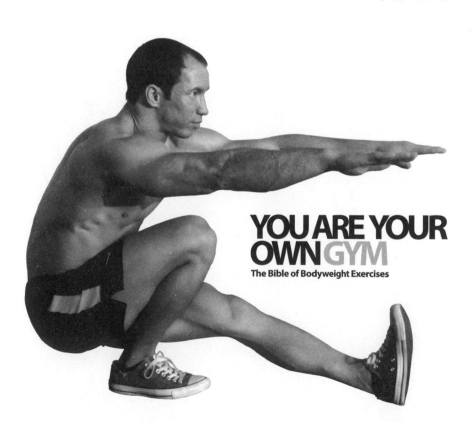

YOU ARE YOUR OWN GYM
The Bible of Bodyweight Exercises

你的身體就是最好的健身房
目次

前進！

約翰‧嘉納（John T. Carney Jr.），美國空軍上校

自1970年代中期以來，只要是出動了美國特種部隊的任務，嘉納上校無役不與，功勳彪炳。

我可以斬釘截鐵告訴各位，關心自己健康的人，都應該讀這本《你的身體就是最好的健身房》。書中所提出的原理原則、動作項目及訓練課程，可引導你發揮最高健能。

健身書的作者通常因為訓練的對象是影視紅星或名人，而博得讀者信任。殊不知，名人往往以高價請來好萊塢訓練師，花不少時間進行一對一的特訓，有廚子料理三餐，有管家專門打掃，還有助理在旁伺候，才能夠練出一身健美身材。馬克提出的方法不同於同類型書籍，是專為一般人設計的。本書要讓讀者省去訓練師與健身房，隨時隨地都能夠自我鍛鍊。

特種部隊因為任務需求的特殊性，早就發展出最有效、最省時的訓練法。三十多年前，我也在馬克待的那些學校擔任體能教官，看過老方法與新作風，多虧了馬克的領導，我見識到與時並進的訓練頂尖運動員的方法。馬克一直運用最新的運動生理學原理，讓人員折損和傷患減到最少，同時訓練出更快、更強且更精實的軍人。

我在《一髮千鈞》（*No Room for Error*）書中曾細數美國特種戰術部隊（U.S. Special Tactics Forces）參與過的戰役，從伊朗人質事件到近期在阿富汗的任務。這些部隊出生入死，突破難關達成任務，全要歸功於他們超凡的體能與鋼鐵般的意志。若非如此，完成任務並全身而退的機會恐怕是微乎其微。唯有運用徒手重量訓練以及扎實的鍛鍊原理，精英部隊才有辦法不受時間、器材

的限制，維持最佳的體能狀態。

我們雖然有心，但大多數人沒錢沒閒，難以投入設定的健身目標。在今天這個資訊爆炸的時代，到處充斥著似是而非的說法、無用的器具與藥品，還有誇大不實的宣傳，混淆我們的視聽。馬克提出的這套訓練方法已得到證實，而且經得起時間考驗。我見證了它的成效，當然非常清楚。我帶領的是精英中的精英，他們就是靠馬克的訓練方法達到最佳狀態。現在，他精心設計了一套健身方法，適合一般男女自行鍛鍊。

1970年代，阿諾・史瓦辛格讓世人見識到健身房的無窮潛力，據估計他就開了上千間呢。如今是善加運用身體潛能的時候，新一波的健身革命來臨了。

1 成功任務：精實、健壯、自信

首先要讓大家知道，我和其他健身書的作者不同，訓練的對象不是電影明星、電視名人、模特兒，或者其他靠著維持健美身材來賺錢的公眾人物。我所訓練的對象，是靠體能求生存的。十年來，我運用自體重量訓練，打造出美國最精實、最健壯，最有自信的團體。

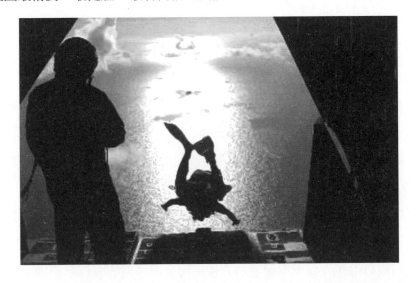

　　我整訓過上千名美國特種部隊學員，讓他們符合部隊所需的最極端、最高層次的要求，本書的訓練課程與眾多動作，都在此過程中通過嚴格檢驗，越磨越光。我投入很多時間，發展出新的訓練原理，並實地觀察其效果。我的個人紀錄一流，不論是海軍的海豹部隊、陸軍的綠扁帽，還是空軍的特種戰術部隊，它們的高階指揮官都樂於採用我的訓練系統。如今，我要將這套方法介紹給各位。有史以來頭一遭，特種部隊以外的飲食男女也有機會達到其體能巔

峰，而且花費的時間與金錢少得不可思議。這套健身動作簡明、詳盡而且完整，讓你能帶入家中客廳、臥室，或是旅館、車庫、庭院、辦公室，想在哪做就在哪做。它們適用於各種體力條件，專為忙碌的現代人量身打造，符合大眾的需求以及生活型態。

這樣一本書可說是空前。然而數千年來，人類歷史中體能最佳的那些範例，不論是古希臘的奧林匹亞運動員，還是未來的特戰士兵，都不是依靠健身中心或家中的啞鈴才練得起來。

我要告訴各位，你的身體就是一具絕佳的健身機，而且這部健身機最棒的地方，就是它無所不在，時時刻刻都隨身攜帶著。既然手上有這樣好的東西，何必去找額外的健身器材，還要到健身房耗費無數個鐘點？事實上，根本就無須再上健身房了。不論你在什麼地方做訓練，所需要的時間不用太多，每週兩個小時就很足夠。我所設計的鍛鍊動作和那些無效的訓練方法不一樣，絕對不會浪費你的寶貴時間。而且，「我沒空。」這個不運動的頭號藉口，再也派不上用場。

無論你是業餘健身愛好者、奧運等級的體操選手、健美人士、瑜伽愛好者，或者多年來除了買菜、購物從來不曾提過東西的人，這套訓練法可幫助你打造出這輩子最佳體形。書中挑選125項最有效率的健身動作，針對你想訓練的肌群，不管在怎樣的場地，都能持續加以練習。此外，依據書中示範清楚、解說詳細的健身動作，你可以配合個人需求組合出專屬的訓練計劃，還有無限調整與變化的可能。肌肉只要保持戰備狀態，就能維持它們的增長。

至於需要指引的人，我也為不同體能狀態的人士設計了十週的課程，不管你之前試過其他方法失敗了多少次，這些課程絕對可以達成你的目標。只需每天鍛鍊20-30分鐘，每週3-4次即可。我強烈建議各位，剛開始的時候至少採納其中之一。這些課程融合了古代戰士身強體壯的奧祕以及當今世上最有效率的訓練原理。

這些課程可增強日常生活用得到的重要肌群，保持肌肉與關節的靈活彈性，改善心、肺及其他器官的效能，降低常見的受傷機率，並避免退化性心臟病的發生。健身計劃若順利成功，自然也會延伸至生活中的其他層面，讓你工作或玩樂都能得心應手。

讀者可以把本書當成唯一的健身課程，或輔助原先的訓練，以調和健身中心一成不變的練習動作，或只有出門在外找不到健身房時拿來應用。生活需要一些變化來調劑。別再成天做著相同的動作，日復一日地上機器苦練，像隻被困在滾輪裡的沙鼠。運用本書，你就不用匆忙換衣服、整理包包、開車、找停車位、找空置物櫃、等待一台沒人使用的機器……然後，在漫長而單調的鍛鍊後，重複一遍先前的過程，換衣服、整理包包、開車、停車……。現在一切變得簡單，只要開始做就對了，時間、地點不拘，20到30分鐘便大功告成！

在這本書裡，沒有填充版面的廢話，也不會有戴著眼鏡蒼白皺眉的「使用前」照片，對比著黝黑微笑、全身肌肉繃著、腹部緊縮去毛抹油的「使用後」照片。見證就在眼前，因為自有人類以來一直就是這麼做的。事實上，甚至是早於人類出現之前，不然你以為若照體重來算，猿猴比人類還健碩的原因是什麼？（提示：可不是因為他們有健身中心的金牌會員證哦。）

還是你真的以為，在人類演化與發展的路上，非得使用器械才能維持體能？現代人毫無止境追求各種健身用品，都是因為不了解自己身體的潛能所致。事實上，鍛鍊終極體能的方法如此簡單，要不要用它全看你的決定。擺脫對小道具、教練還有一般誤解的依賴，那些只是輔助工具，無法讓你塑造出最佳體形。該是回歸自然的時候了。

身體要健康美麗，不靠別的，只能靠自己。

2 成長之路

隊友們沿著泳池散開，準備好隨時把我拉上岸，因為我最後可能會在水裡昏過去。不過這時我還站在水裡，大口呼吸、放鬆心情，準備嘗試打破軍中高懸已久的紀錄。我要在水中憋著一口氣潛泳，前進超過116公尺，美式足球場包含達陣區的長度都沒這麼遠。但四個月以前，我只能勉強潛個25公尺。

池裡、岸邊的人都安靜下來，看我站在深及胸部的水裡，耐著性子等待。我也知道這是件蠢事，但我已經誇下海口。沒有其他隊友，自己一人獨自潛泳這還是第一次，感覺不像真的。我很平靜、放鬆，意識清楚且完全準備好了，不再焦躁不安。我深深吸一口氣，毫不遲疑潛入水裡，雙腳一蹬推離池壁。

想登上榮譽榜，得要完成軍中最嚴格的那幾項訓練課程；每週考核、各個教官專門攻擊你的弱點，高達85%的退訓率，要結訓可不容易。事實上，我已經被退過一次了。

第一次的時候，我咬緊牙關撐了9週，只為繼續留在隊裡。要說我從來沒想過要放棄，那是自欺欺人。每到週末，我寶貴的休假時間都拿來練習蹼泳及各種水下操練。到最後，結訓考試項目包括：42.5分鐘跑完9.6公里，14個引體向上，65個伏地挺身，12個反手引體向上，70個仰臥起坐，80分鐘內蹼泳4000公尺，以及7個折騰人的水下自救動作。蹼泳是要穿上厚重的蛙鞋，全副武裝在水下前進，你不能用手划，因為部隊泳渡上岸時若雙手在水面上打起水花的話，那就失去戰術價值了。所有操練項目都得用最完美的姿勢完成。每位學員做了幾下，都有個教官在旁檢核，你只會聽到教官們高聲叫喊：「不算，不算……這些都不算數……你的背塌了……沒有撐到最高……沒有壓到最低！」

結訓考的時候，是由帕波中校負責我的仰臥起坐項目，所有幹部當中就數他最可怕，因為他對學員嚴格得近乎苛求。「這幾下不算，羅倫。你的手舉過頭太高了。」我才做完兩個，就因手擺的位置不夠好，過不了他那關。就是這麼嚴格。受訓最後一天，我被送回第一週進來時的初級班。我原來那班一開始有86人，只有4人能夠順利結業。我走回寢室，其他人列隊從我身旁跑過去，歡慶這將是受訓的最後一天。我好想乾脆自願放棄退出算了。

然而過去這9週以來我大有收穫，讓我一輩子受用不盡。一個成功的團隊，成員們都願意將個人置於度外。我們所受的訓練，就是要不顧個人舒適安穩，為團隊共同目標努力。這訓練對團隊對個人都同樣適用。成功就是要把與目標衝突的一切都放掉，只有你具備這個能力才行，無法依靠別人。

我放下一切從頭來過。每天，我們在聖安東尼奧（San Antonio）的夏季烈日下做各種體能訓練，曬得像醃魚乾，但這還不算正規排定的鍛鍊項目，其中包括有：一個鐘頭的跑步，兩個鐘頭的健身運動、水中自救，以及一個鐘頭的蹼泳。不過，最難的在於一早醒來又得面對各種操練課目。

平均來說，一天下來我們另外要做500個團隊伏地挺身，當然這根本不算什麼。到後來我們發現，不管有多麼的累，肌肉多僵硬，覺得快不行了，只要身體再次充分熱開，再多做也是沒有問題的。每次進教室或者離開教室，就得做15個引體向上，要不然是13個反手引體向上，或20個撐體，或者20個中國式伏地挺身。曾經有一次得做1000個團隊伏地挺身，卻只有一次5分鐘的上廁所時間可以起來。連續三個半鐘頭，整個團隊一起，一次做5下伏地挺身，之間頂多把臀部抬高或是靠著手腕休息一下。如果我們在呼吸管上纏太多膠帶，就得做1000下伏地挺身（如果是團隊任務，可要多罰一下）。

這些累死人的鍛鍊是很可怕，而最厲害的還在泳池那裡呢。受訓的前幾週，學員往泳池去的路上還有說有笑，到了第六週，車上只有一片死寂。就連

針掉到地上都聽得見。訓練課程的退訓率如此高，主要就是因為游泳這一關。你隨時都可以放棄離隊。如果你覺得受不了，只消說聲：「我要退出。」不管正在進行什麼練習項目，都可以離池上岸，回寢室吃你的披薩。

週一到週五，我們都要到泳池報到，要想離水只有三種可能：成功完成項目，退出，或游到昏了過去──這時你就會被人從水裡及時拉上岸，休息時間只夠讓你恢復意識再回池裡把任務完成，要不就退出，或再一次昏過去。過不了關，意思就是你得再做一次，而且越到後來難度越高，尤其像是取回裝備這類：潛入池底，把身上的裝備全部按順序擺好，然後全部穿戴上等著檢查；或是水中打繩結：我們得要在水底將近5公尺處打好三種不同繩結，每次下潛之間你得要保持踩水。我們學到要專心，在水下待得越久越好，不管多難、多痛苦都要在第一次就完成。你必須付出全力才能成功。

這就是所謂的「入隊選訓」（INDOC）──9週的團隊自我挑戰，在此同時9名教官想盡辦法要讓退訓的人越多越好。第二次受訓，12人撐到最後總測驗，其中只有1人沒過。有位隊員的4000公尺蹼泳項目失敗。我們得再回到泳池，陪他重測。我的機會來了。

我還記得自己坐在巴士裡，後悔誇口說要挑戰潛泳紀錄。我曉得隊友才不會讓我蒙混過去，沒多久，就有人喊我。「你真的想打破紀錄嗎？」他開口問道。我真想一拳打在他臉上，卻脫口而出：「對啊。」我下定決心，他則是嘲笑我等一下會有多慘。他是對的，但說話就要算話。

在隊友重測蹼泳的那78分鐘期間，我坐在池邊放鬆調息。接下來的任務蠻可怕的，不能換氣的不適感會凌駕一切，出發後就不能浮到水面上，要待到不省人事被隊友拖上岸為止。我打算打破的那項紀錄，是身高190公分的大學游泳選手與空軍一等兵史威哲（Schwitzer）所創下，為116公尺。我剛入隊受訓的時候就說過，所有的紀錄就以潛泳這項最了不起。對勉強潛行25公尺的學員來

說，能潛泳116公尺就像是神一樣；四個月後，我卻在這第二次受訓的期末跳出來，準備要挑戰極限。

我坐在池邊就緒，高聲通報：「準備入水，長官！」

「入水！」教官回答。

「入水，長官！」

我站在游池側邊又花了幾分鐘調整呼吸、放鬆，而我的隊友們在旁等著，準備好隨時將我拉上岸。我深深吸口氣，潛入水面下，雙腳一蹬推離牆面。

這時我完全是孤單一個人。經過連續兩個月都是集體行動之後，突然間變成只有自己在進行任務，見不到別人，也聽不到別人。我全部的注意力都集中在划手，滑行，放鬆……划手，滑行，放鬆……直到最後身體開始抗議。但我已經立下目標，對於舒適的基本需求也不能打斷我。

到了50公尺的地方，不適感開始顯著加重，有種想要一走了之的衝動，或乾脆站起來爬上岸，笑笑就算了，可是我不能這麼做。在極度艱困的情況下，人都會想要遠離。當身體渴求停止之際，放輕鬆，保持最佳姿勢，奮力向前，這考驗著一個人的毅力。划手，滑行，放鬆……划手，滑行，放鬆……。當氧氣供應受限而更顯彌足珍貴時，緊張、恐慌、焦慮只會讓情況更糟。我得要保持放鬆，直到熬過最艱難的時刻。划手，滑行，放鬆……划手，滑行，放鬆……一旦腦子以及其他身體組織的氧氣不足並且變得全身缺氧，最後就連不適感也會消失。然而在那之前，感覺就像永恆那樣久，但總算光線黯淡下來，周邊視野消失，也沒有不適到什麼程度，亮光的通道越來越窄，直到最後……

我醒過來的時候已是身在泳池的另一側，全身蒼白嘴脣發紫。「我破紀錄了嗎？」我喃喃自語。我記不得游了一個池子那麼遠，也不記得到牆邊時昏了過去。在那裡我開始下沉，隊友們跳下來把我拖上岸。終於又可以呼吸了。我剛創下新紀錄：在水下前進了133公尺，時間是2分23秒，這紀錄至今仍然由我保

持。

我承認，會投入健身這條路，不過是想擁有傲人體格。十三歲的時候，我骨瘦如柴、生性害羞，想找辦法有所改變。我下定決心鍛鍊身體，練成能夠引以為傲到處炫耀的模樣。我弄不到舉重器材，只好每天晚餐前在臥房裡做些伏地挺身和仰臥起坐。到後來，我可以連續做75個伏地挺身還有600個仰臥起坐。之後我更

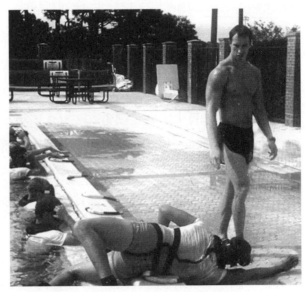

「我能感受你吃的苦。」幾年之後，我成為教練。

增加數量。不管在哪一方面，我都變得更壯、更強，不管做什麼事，也都能滿懷自信，還得過好幾次地區性的高中健美比賽優勝。

多年後，我參加空降救援暨戰鬥控制集訓課程，不是在跑步、游泳或憋氣，就是在做某種徒手重量訓練（bodyweight exercise）。訓練從早晨五點持續到下午六點，週一至週六，而且到了9週課程結束的時候，只有少數幾人還能留在隊上，少於15%。高退訓率主要是因為過度訓練。雖然那時的訓練心態很能協助年輕人突破自我設限，卻不適合達成最佳體能。

下部隊到了第22特戰中隊，我還是用徒手重量訓練來保持體能，且都能達到奪取機場、戰場搜救、偵察與監視這類任務的嚴格要求。

九一一事件前五天，我離隊擔任軍方體訓專家，負責讓學員的體能足以應付所需，能夠立即投入前進交戰地區的任務。

九一一之後，對特戰部隊士兵的需求飆升。這需要很多人，原本一班只

有5-15%結訓率的作法，到現在已經行不通了。迫於現實，教官得正視其訓練方式的缺限。之前我們是老派作風：練得越多越好——把學員們操到翻，要是不能變壯變強，就換別人。要將基本原則改變成「練得越少越好」並不容易，但是受現實所迫，而條件也剛好配合，我們很快就能知道什麼方法行得通，什麼方法行不通。每隔六週，就會來一批未經訓練的新兵。我所要訓練的人，大部分都可說是弱不禁風。然而到課程結束前，他們變得精實、健壯而且自信十足。

我運用了最新的肌力訓練、健身原理和運動科學，花少量時間就能達成更好的結果，受傷的情形也比較少。每天，每週，我以各種不同的訓練量和訓練強度做實驗，並排入合情合理的恢復期與進步期。我重新設計了集訓課程的體能訓練，因應學員的個人需求量身打造課表及飲食，然後追蹤檢討他們進步的情況。

很神奇，即使空間、時間和器材有限，而且還是大班教學，我居然能將集訓課程的退訓率減少至40％。而且好多我訓練出來的學員贏得眾人垂涎的特戰隊結業賞。道理很簡單，我所設計的方法要比其他方法更有效，能夠在盡可能短的時間內鍛鍊出健壯、精實、體能良好的身體。

採用本書的練習動作與原理，你會變得比以前健康、美麗。一切掌握在你手裡，現在就開始吧。

3 為什麼要做徒手重量訓練？

訓練器材、系統和暴起暴落的飲食法之所以普遍流行，主要是行銷所致，那並非真的想要幫助身材走樣的人養成更好體能，讓身心更健康。如今，家中和健身房塞滿各種健身道具，然而鍛鍊肌力並減去脂肪最簡單、最有效的方法，只需利用自己的身體進行鍛鍊的技巧，卻被眾人忽略了。

除了特戰部隊之外，長久以來一直有名人實例證明了徒手重量訓練的功效，例如李小龍、瑪丹娜，或是蘇聯兩屆奧運金牌得主阿列希夫（Alexeev）──號稱是他同時代世界上最強壯的人，第一位抓舉能突破500磅的舉重選手，或是達拉斯牛仔隊跑衛渥克（Herschel Walker）等等。就像無數的其他人，他們主要都是利用徒手重量訓練，鍛鍊出最棒的身材及體能。

大多數重量訓練只用到某些肌肉，所需要的肌肉占全部肌肉的比例很低，而徒手重量訓練同時要整合運用很多肌肉。徒手重量訓練的動作還有額外好處，它們對核心肌群的要求，會比用到重物及器械的動作多更多。

徒手重量訓練的動作，能避免一般重量訓練與其他不自然動作所帶來的慢性傷害（例如關節的毛病），而那些動作在日常生活中也僅有少許實用價值。動作或鍛鍊要想有實際功用，必須儘量和訓練目的越相似越好。平常人所要求的表現，主要都是在日常生活中動動身體。若想練得平日活動的體力更好，還有什麼要比用自身體重來練習更實用有效？然而，歪倒在沙發上和臥推做比較（一個是坐著，一個是躺著），可發現臥推並不怎麼實用。老實講，除了使用健身房的躺椅或器械，上回你坐著或躺著時還要使勁出力是多久前的事？

長久以來，流行的運動法往往忽視這些練習動作。除了跑步和游泳，大多數的人並沒有受過運用自己身體進行運動的訓練。瑜伽和皮拉提斯突然大受歡迎，正是徒手重量運動價值的明證，然而若是單獨採行這些方法，會缺乏系統化，不容易練出全方位體能。

我設計的課程有個優點，讓你充分運用整天帶著的那件東西，也就是你的身體。你可以練得更強、更有力、更有肌肉，還能鍛鍊心血管耐力、速度、平衡、協調和彈性。配合良好飲食，持之以恆，便能一直維持良好效果，更能控制自己身體。

這些鍛鍊可在任何地點，任何時間進行，不需昂貴的健身中心會員資格或是器材。除此之外，即使是要舉重物的人，這些運動也是極有價值的額外補充。

你的訓練方式，就和阿基里斯上特洛伊的戰場之前一樣，和舉世聞名最優秀的古代戰士一樣，和未來的特戰部隊勇士一樣。為什麼？因為這套方法有效。

迷思：徒手重量訓練無法調整動作的難度

坊間有個普遍的誤解，認為目前可見到的那些徒手重量訓練有其限制。伏地挺身、引體向上、仰臥起坐，然後就沒什麼別的了。我之前說過本書收錄了125種不同動作，這可還沒包括變化做法。事實上，這本書裡的運動項目，要比世上任何一間健身房所擁有的器械設備還要多得多。

另外有些人以為，某些肌群無法用徒手重量訓練來鍛鍊。這也是錯的。每個肌群，甚至是你根本不曉得的肌群，不論是想擺脫細瘦脖子，還是練脛部肌肉來緊實小腿，都可以不用重物加以調整。

徒手重量訓練的唯一限制，是你的創意。你可以運用自己的體重來摹仿每

種舉重動作，把它弄得更難，或更簡單都行。而且我所提出的動作項目不像健身房裡的那些器械，可說是有無限變化的可能，從今天起，讓你的肌肉持續有所期待，持續增長。

舉個例子，我詳細解說伏地挺身該怎麼做之後，就算體重高達272公斤（或者，70歲老嫗）也做得起來。而另外還有一些，比如像是跳板式伏地挺身，大部分專業健身者若沒有勤加練習，根本做不起來。我所規劃的十週課程，針對不同能力人士專門設計了各種鍛鍊項目，每個人都面對同樣的挑戰。

有四個簡單的方法，不增加負重就能改變動作難度：

● 增加或減少槓桿。
● 在不平穩的平台上進行。
● 動作開始、結束及（或）途中停頓。
● 將某個動作改成單側肢體操作。

再拿伏地挺身為例，這是鍛鍊胸膛、肩膀、三頭肌、腹肌、斜方肌以及下背部的標準動作（它不像臥推只動到一半的肌肉）。如果你的伏地挺身是站著，雙手推動位於前方幾十公分處的牆壁，那就相當容易。接下來，試看看雙手放在一個高台上來做，像是櫃子或窗台。手放置的平台越低（桌子、沙發、電話簿等），動作難度越高。要是把腳放在茶几上而手在地面，動作就變困難了。這就是使用槓桿增加動作難度。

想再更難些，就可以雙手各放在一顆球上，比如說籃球。這時我們用的是不平穩的平台。

要更難的做法，就在籃球上做伏地挺身，並且壓到最底的時候要停頓。還不夠？試看看做單手伏地挺身；再進一步，單手伏地挺身而且腳放在沙發上。

然後，單手放在不平穩平台。然後，加上停頓……你懂意思了吧。

這不過是個簡單的例子，我所提出的很多種動作項目都能加以應用。你會發現，可能性永無止境。

道理在此：我們從某樣動作的變化形式開始，差不多每位讀者都做得到，然後進步到較難的變化形式。徒手重量訓練的難易度可量身打造，符合幾乎是所有人的需求。你可以充分掌握阻力多寡。

4 為什麼要做肌力訓練？

不管你是想要減脂、增肌，或是兩樣都想要，肌力訓練應是體能調適計劃的核心。另一方面，無論你的目標是什麼，有氧運動並不夠又沒效。

人們有個迷思，認為要做長久而持續的訓練，最能夠燃燒脂肪並達到心血管健康。你在跑步機上賣力跑著，能燃燒多少熱量？可能得要花上45分鐘，才能達到300大卡。不過這300大卡是此期間燒掉的總熱量，而不是基礎代謝之外多燒300大卡，所謂的基礎代謝即使是休息沒什麼動也會消耗掉。因此，健身機要問你的體重，這樣才能算出你的基礎代謝率。一般成年男性在平靜休息時，45分鐘內會燃燒掉105大卡。而一份貝果就可以在半鐘頭內補回跑跑步機額外燃燒掉的195大卡（僅僅比打個瞌睡多花去195大卡）。而且，有氧運動通常會激發食慾，其結果要比補回這少量真正燒掉的熱量還多。

事實上，要供應體重59公斤的女性維持心率進行長達15小時的「有氧運動」，半公斤的脂肪已綽綽有餘。要是我們的新陳代謝如此沒效率，用運動器材所宣傳的那個速度燃燒脂肪，那麼人類根本就無法存在得這麼久，而且絕對沒法撐得過艱困的冰河期。狩獵採集等活動所耗費的熱量，會害我們還沒抓到長毛象就餓死了。依現今的標準，人身上的代謝材料恐怕不夠讓你去趟超市還活著回來，更別說要背著55公斤的裝備，潛入敵後進行為期一週的偵察任務。

關於有氧運動，更糟的還在後頭：不管是跑步、騎自行車還是階梯有氧課程，越做越輕鬆的主要原因，並不是由於心血管調適改善，而是因為動作效率改善。也就是說，因為你的身體神經系統逐步適應，動作變得更有效率，需要

的力量和氧氣，要比之前少。省去不必要的動作，必要的動作做得更精準，而且用不著緊繃的肌肉會放鬆，最後就容易退化。馬拉松選手久久才騎一次自行車會上氣不接下氣，就是這個道理。

有氧運動訓練實際上會造成肌肉消耗，因為身體的設計是要適應任何可能的要求。長時間低強度的有氧運動訓練僅需反覆啟動最小最弱的「慢縮」肌纖維。其他更強更大的「快縮」肌纖維在做這些動作時用不到，就成為沉重且耗氧的負擔。除了反覆進行相對較簡單動作所必需的之外，身體並不需額外的肌肉。因此身體適應的方式實際上是燃燒肌肉。即使你做穩定態訓練還搭配肌力訓練，身體增加精瘦肌肉的可能性，還是低到所剩無幾，尤其是腿部。有氧運動訓練只應拿來用在訓練特定運動或項目，用來提高動作效率，例如五公里跑步、鐵人三項或特定的軍事體能測驗。我在網站MarkLauren.com針對這些需求提出解決方案。

很多人尤其是過了三十歲之後，會隨著年紀漸長而體重逐漸增加，原因在於他們的肌肉量不如青少年及二十多歲的時候。人成熟後，肌肉自然減少，若生活中活動量減少就更是如此。肌肉組織減少，就造成代謝率下降。如果飲食習慣沒有改變，那體重就會慢慢增加。排除囤積體脂的關鍵在於：透過肌力訓練重拾肌肉，重拾年輕時的代謝機能。

然而，若是持續性的有氧運動，長時間下來，燒掉的更可能是2.5公斤的肌肉。也就是說，身體每天少燒掉50大卡。而且隨著你的身體更適應於跑步，在跑步機上燃燒的195大卡會減少到125大卡。我們算算看：做有氧運動，每天會在基礎代謝之外額外多燃燒125大卡。減去因為肌肉變少而沒法燃燒的50大卡，整個算下來，你氣喘吁吁的結果只比什麼也不做多燃燒75大卡。只需半罐可樂，或是一大瓶運動飲料「補充水分」，這運動效果就沒了。因此，世界各地健身房裡數以百萬計的人們在做過那麼久的「有氧運動」之後，體形還是不能

看，體能表現也沒想像中的好。

解決方案：間歇式肌力訓練

間歇訓練是要反覆從事高強度動作，進行一段設定好的時間，然後休息一段設定好的時間。間歇運動的項目可由各種動作組合而成，且有各不相同的鍛鍊及休息時間。和有氧運動比起來，這方法所燃燒的熱量多得多，而且耗費的時間較少，就讓身體組成往正面的方向轉變。

這並不僅是因為肌力訓練養出肌肉，還由於它會影響到鍛鍊後的代謝。肌力訓練對身體平衡造成的壓力夠大，就算已經結束運動，仍然會繼續消耗大量的熱量。

若是進行低強度有氧運動，做動作的時候脂肪會氧化，但動作結束氧化就會停止。然而進行高強度運動期間，身體將碳水化合物氧化以得到能量，而不是燃燒脂肪。接下來，在這之後很長一段時間，進行脂肪的氧化，好讓身體系統回復正常：復原被耗盡的碳水化合物、磷酸肌酸、ATP（三磷酸腺苷）、循環系荷爾蒙，血液重新充氧，並降低體溫、呼吸速率以及心跳速率。更不消說更為了長期的需求：強化肌腱與韌帶，增加骨質密度，形成新的微血管，適應肢體動作，修補肌肉組織並建立新的肌肉。你所擁有的肌肉量越多，運動時還有運動後所能燃燒的卡路里就越多。

肌力訓練提升你的代謝，效果持續到實際鍛鍊期間結束以後，長達48小時。反之，有氧運動訓練過後，你的代謝幾乎立刻回復正常。因此，採用間歇訓練，我們不單純在建立肌肉，也能提高之後的代謝——即使在睡覺時也一樣。

很多人以為有氧運動強化心臟，減少冠狀動脈心臟病之類的疾病發作機率。然而，經過研究，就連發明「有氧運動」（arobics）的美國空軍心臟學家

庫伯醫師（Dr. Kenneth Cooper）也承認，有氧運動的表現與健康、長壽或預防心臟病沒什麼關聯。

另一方面，有氧運動確實帶有高度受傷風險。其中大多數，即使是號稱「低衝擊」的訓練課程，或像踩飛輪之類的活動，並不必然算是低受力。而像是跑步之類的，實屬極度的高受力，對膝蓋、臀部及背部的壓力不小。有氧舞蹈更糟。當然，你偶爾會聽到有些天生的例外，宣稱他們在做這些運動時從來沒受過傷。但使用過度導致的傷害是累積性的，會在不知不覺中日積月累，等到發現已經太遲，在年紀大時造成行動不便，再惡性循環導致壽命縮短。

透過高強度肌力訓練，你也能更安全、更有效率地達到有氧運動帶來的效果。別忘了，心血管循環系統支持肌肉系統，而不是肌肉系統支持心血管系統。高心跳速率並沒有別的意義。在「全副武裝夜間高空跳低空開傘」（HALO）編隊傘訓之前感受到的緊張，往往會讓我的心跳飆高，但這並不能讓我腰圍變細。而且，就算你堅持要以心跳速率增加來度量運動的效果，我猜你也找不到什麼動作要比我的「循環間歇」（stapper）能讓你心跳更快。

我們的結論如下：間歇式肌力訓練不僅在燃燒脂肪方面優於有氧運動，同時還比較能夠鍛鍊出肌力、速度、爆發力，甚至是心血管耐力。而這些訓練所需的時間，比起累人的「有氧」課程少得多了。

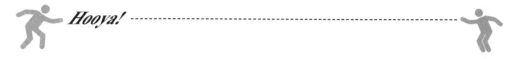

Hooya! --

　　加拿大魁北克體能科學實驗室的湯伯雷（Dr. Angelo Trembley）和他同事，檢驗了一般所認為「強度低、時間長」的運動最能有效減去脂肪的這種普遍想法。他們比較了「中等強度有氧運動」與「高強度間歇訓練」兩者的消除脂肪效果。

　　測量皮下脂肪後發現，間歇訓練組的人消去最多體脂。此外，若把間歇訓練在鍛鍊時間內消耗較少能量這件事也納入考慮，它們的消脂效率要比有氧運動課程高九倍。簡而言之，間歇訓練組的運動每燃燒一卡，就得到九倍的消脂效益。這是怎麼回事？

　　他們在取過肌肉切片，測量肌肉的酵素活動以及運動後狀態的脂質運用情況，發現了原因：高強度間歇運動導致鍛鍊過後有更多熱量會被燃燒掉。此外，他們也發現劇烈間歇訓練過後，食慾更受壓抑。--

　　本書設計有「Hooya」這個小方塊，提供資訊、事實、研究與想法。「Hooya」是美洲印第安人作戰時所用的隊呼，意思是「我還要！」當綠扁帽部隊和特戰人員突破個人舒適達成看似不可能的任務時，就會高喊：「Hooya!」

Hooya! --

日本東京國立健康增進研究部的田畑泉（Izumi Tabata）及其團隊，比較了中等強度耐力訓練及高強度間歇訓練對最大攝氧量的作用，這是心肺耐力的最佳指標。他們以兩組隨機挑選的男性，進行為期六週的研究。

第一組，每週五天各做一小時耐力訓練；第二組，每週五天只做四分鐘的間歇訓練。六週過後，第一組的最大攝氧量增加 10%，而第二組增加 14%。間歇訓練組不僅在攝氧量的增加多了 40%，肌力還增加 28%，相對於耐力訓練組的肌力並無增進。這一切，只不過是每天四分鐘的間歇訓練就可以辦到。

類似的研究已證實，相較於費時的耐力訓練消耗肌肉情形，間歇訓練的有氧訓練更能增進體能，更能減脂，並且加強更多的肌力。--

5 到底什麼是體能？

「**體**能」並沒有一個定義明確且廣為眾人接受的標準。從我訓練部隊二十年的經驗知道，各方面的體力越是能夠健全發展，任務越能成功。同樣的，體態要吸引人，也得靠各項體能的均衡表現。

　　我想大部分的人都會同意，跳高選手看起來要比舉重選手有魅力，芭蕾舞者也勝過馬拉松跑者；跳高選手和舞者要比健美選手及馬拉松跑者的體能更優。他們的肌肉結實，在功能運作上更有效率。大部分的人也會同意，相較於訓練功能偏限，各方面都充分發展的體形最吸引人。擁有多樣化能力的身體最有用且最有功效，更別說是看來最賞心悅目。反之，某個身體部位極度發達的人，總是有個弱點直追其強項。極快、精瘦的跑者缺乏肌力，而魁梧的健美人士會耐力不足。

　　因此，我的健身規劃是要培養全方位的身體性能：肌力、肌耐力、心肺耐力、爆發力、速度、協調性、平衡以及柔軟度。這八大項身體的性能如何，就決定你的體能等級。

　　只需專注於這八項，別管外表，就能增進你的體力、健康，體形也會有所改善。我鍛鍊出來的男人有六塊腹肌、大胸肌、厚實的肩膀、繃緊衣袖的二頭肌，這就是最佳見證，而我所訓練的女性擁有線條勻稱的小腿、緊實的三頭肌和小腹。

　　肌力：施加力量行進一段距離的能力。肌力可由你只做得了一下的動作難

度來定義。例如，珍娜用最大力氣可做一下標準伏地挺身，而泰山可做個單手伏地挺身，那麼泰山的肌力比較大。

爆發力：在一特定時間內你所能施展的力量。爆發力＝作功／時間。如果，泰山和珍娜都只能做一下伏地挺身，但珍娜可用較短時間完成這下伏地挺身，那麼她的爆發力較高，即使兩人的肌力相同。

肌耐力：施展某一特定力量可持續的時間。珍娜和泰山可以看看誰能夠撐在伏地挺身最高的位置比較久，藉此測量彼此的肌耐力。

心肺耐力：在持續進行活動期間，身體供應動作肌肉氧氣的能力。例如做兩百下不休息深蹲，刺激並改善心肺耐力。

速度：快速且反覆執行一個動作或一系列動作的能力。若珍娜可在30秒內做45個弓箭步，而泰山只能做25個，那麼珍娜的速度比較快。

協調性：結合一個以上的動作，以完成某項特定動作流程的能力。舉例來說，單純的跳躍就要協調多個肢體動作。腰、腿和腳踝要彎，然後正確地伸展這幾個關節，全都結合成為一個動作流程。將這些動作依其適當時間點結合成為動作流程的能力，決定你的協調性如何，並進一步決定你能不能把這項練習做好。

平衡：維持控制身體質量中心的能力。

柔軟度：你的動作範圍。如果，珍娜做深蹲的時候可以保持良好姿勢一直蹲低直到臀部觸及腳後跟，而泰山只能低到大腿與地面平行，那麼珍娜的柔軟度較大。

簡單說，一個人在這八項能力的程度就是體能。

現在，你可能在想：「好極了，我們現在曉得什麼叫做體能，但這和我買這本書的目的有什麼關係？」

　　我知道，大多數人想看這本書是因為想要追求體態優美、身體健康，並不是想改善平衡感、柔軟度還有協調性。這就犯了常見的錯誤：大多數的體能訓練課程都是本末倒置。正是要專注於發展這八項，才能得到體能與體態兩方面的最佳成果，而不是只在意於體態的鍛鍊。精神好、身體健康與吸引人的體態是密不可分的，藉由我所設計的健身規劃，全面發展這八項特質，最能夠達成目標。

　　具備最佳全方位體能的人，理所當然一定擁有最好的生存能力。若說人類的演化是讓擁有最佳生存能力的人最吸引人，也相當合理。

　　透過徒手重量訓練，進行簡短的肌力訓練，並搭配適當的飲食，就能塑造出這樣完美的體能。

6 回歸基本

我可以想像，學員聽到我要他們每天至少到食堂吃三頓飯，會怎麼說：「對不起，長官，這沒辦法。你也知道，我現在正在進行葡萄柚減肥法……」

市面上有各種討論飲食療法的書，多不勝數，大多在推廣極端的方法。很多不僅不健康，有的根本難以遵行。當上餐廳吃飯或參加晚宴的時候，就行不通了。暴起暴落的飲食療法，神奇的空洞承諾，都要敬而遠之。反之，應嚴守健康飲食的基礎──均衡攝取高品質的蛋白質、醣類及脂肪。避開飲食療法的缺失，發展出與健身目標一致的終身健康習慣。

在這個追求速成的時代，穩定可靠的飲食原則似乎早就被人拋諸腦後，反而冒出一大堆不管用又不健康的飲食療法，且往往曇花一現，而所謂「專家」提出的建議，經常互相矛盾。簡單講，沒有什麼神奇藥丸或突破性的飲食法，可以迅速輕鬆解決你的問題。想長期維持身材與體能，唯一可靠的就是要了解飲食基礎原則，並持之以恆堅守奉行。

良好飲食的價值，再三強調也不嫌多，而且它很可能比你想像的還容易進行。了解這些基礎原則，養成習慣並不困難。很多人只需修正積習與錯誤觀念即可。好好地吃，用不著有任何罪惡感。正確的飲食應該讓人感覺更好，絕非更糟。

不論是想增長肌肉，減少體脂，改進運動能力，或單純地想維持健康，只需依據你設定的目標調整卡路里攝取即可。其他的還是那句老話：持續進行

短暫而高強度的肌力訓練，並均衡飲食。不管目標為何，都要持之以恆做肌力訓練，晚上睡足七到八個鐘頭，少量多餐，保持穩定攝取能量，下午就不會覺得昏沉沒精神。那種因為飢餓而大吃一頓的衝動就能控制住。我們已非穴居的原始人，不必因為很可能接下來好幾天沒有穩定的食物來源，而在身上蓄積一層脂肪禦寒。體脂是身體儲存能量的方式，這樣才能撐過飢寒。如果身體習慣每天吃好幾餐，它很快就曉得用不著儲存脂肪，因為它知道接下來並不會鬧饑荒。這就表示每天吃五、六次小餐，差不多每三小時一次。別擔心，我會教你這是多麼簡單，多麼實用。

如果你發現本章的資訊和一般的觀念有所出入，用不著訝異，就是那些觀念造成社會上肥胖症的比率竄高失控。首先，就從一些基本定義開始，好好讀一讀，破除這些誤解，不要讓它們阻礙了你的健身目標。

卡路里

身體消化食物所釋放出的能量。蛋白質、醣類、脂肪還有酒精，每公克包含的熱量都不相同。體重的增加、減少或維持不變，有很大部分，但並非完全取決於卡路里（能量）。簡單來說，多餘的卡路里會以脂肪的形式儲存起來，而缺少卡路里時，便會燃燒所儲備的脂肪以供應能量。

吃什麼重要，還是吃多少重要

營養學家和健身控之間，對於吃什麼重要還是吃多少重要，一直爭論不休。

有的人說，體重的控制只看你吃的是什麼。這一派認為，如果你以對的組成比例吃進對的食物，身體就會健康。這是因為不對的食物會擾亂體內荷爾蒙，覺得沒有滿足且營養不夠。

卡路里派的人則認為，體重的控制只看你吃進多少卡路里又燃燒掉多少卡路里，至於食物來源是什麼，並無關係。根據這派理論，一個人維持每天缺少500卡路里，每週就應能減重約半公斤，因為半公斤的體重同等於3500卡路里（500卡路里×7天＝3500卡路里）。

哪個理論才正確？全都對。你可能會覺得好笑，但我得要說「吃什麼重要」這派更正確。我這麼認為，不僅有科學根據，還有數不清的試驗例證。試過就知道。

你的確可以一直控制卡路里攝取不足，藉此來減重，不過若是攝取的卡路里主要是來自於過度加工、沒什麼營養價值的食品，你就會覺得身體況狀很差，一直很想吃東西。此外，這種飲食法會導致荷爾蒙失調，不是燃燒脂肪，而是會害你的肌肉被消耗掉。大多數人都用這種飲食法，也因此減重效果難以維持長久。

接下來我會稍微提一下，想保持精瘦的一項重要因素，是身體的休息代謝率（RMR）。它主要是受身體組成影響，其中肌肉是燃燒卡路里的最大幫手。這麼說來，致力於改變身體組成就十分重要，不能只在乎體重減少。流失肌肉很不好，會產生不良後果。單純只依照卡路里進出的理論，最多只能達到暫時效果。一輩子都遵循這種飲食法會害你覺得又累又餓，還會打亂荷爾蒙，既不實際也不健康。

因此，要綜合活用這兩派理論。期待每餐都能完美依照正確比例進食，就和限制飲食卻不管其營養價值一樣，兩者都不切實際。沒錯，持續吃各類宏量營養素都正確的食物，可將過多的食慾減到最低，但這說來容易，執行起來困難得多。今天對大多數人來說，根本不可能餐餐在各種場合吃到完美均衡的餐點。我們要力求飲食均衡，如果條件受限，至少講究一天之中三類宏量營養素，即醣、脂肪、蛋白質的均衡，而毋須太在乎每餐都得如此。

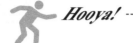 *Hooya!*

人類演化與動植物的馴化

青菜、水果、堅果、種籽、肉、蛋、魚、就這幾項。

幾千年來，我們的祖先就靠這七種東西維持生命。通常，婦女採集堅果、種籽、水果和青菜，而男人狩獵取得肉類。這些食物來源提供一份完整飲食的必需成分，維持健康生活。氣候、地理環境以及運氣，大致決定了這幾種食物來源的平衡狀況。但可別忘了，不論吃了多少這些食物，我們的祖先也只有這些東西可吃，所以人類身體很自然能適應這些食物。

一萬年在地球歷史裡只能算是短暫的時間，由於栽種植物以及蓄養動物，而能有大量的麵包、馬鈴薯、米飯、麵和乳製品可供享用。就靠這些相對較新的卡路里來源，複雜的人類社會才得以發展，而食物過於豐盛也主要起因於此。

然而，在幾百萬年來的身體演化過程中，並沒有這些食物相伴。植物和動物被馴化的時間相對而言微不足道，人類尚不能以太多麵包、麵食、米飯和馬鈴薯所組成的食品過健康生活。這段期間人類的平均壽命大幅增加是沒錯，但並不能歸功於新的食物，而是因為人們不再需要過著有一頓沒一頓的日子，處理著飢餓、口渴、疾病、傷害、嚴寒，還得用原始的工具與兇惡的野獸搏鬥。

因此，應將這些新的卡路里來源視為塞牙縫的小點心。如果你覺得被這些營養學的定義和原則搞得糊里糊塗，只要問問：在植物和動物被馴化之前的好幾百萬年，人類吃的是些什麼？

宏量營養素

宏量營養素包括：蛋白質、脂肪和醣類。與一般的觀念相違背，不論你的目標為何，這三樣各個都是健康且有效飲食的必備成分。某些常見的飲食法宣稱得要去除脂肪，或者減少醣類。充其量，那僅能在短期內對你有幫助，因為

這類飲食法幾乎不可能永遠維持下去。每種宏量營養素對身體健康、精神好都具有關鍵作用，去除任何一項都會害你覺得不夠滿足，疲倦勞累。

不論是想除去體脂並增進精瘦的肌肉量，或只想長壯些，各類宏量營養素都要均衡攝取一些，才能有效達成目標。每天，我們應把目標設定為每半公斤理想體重吃 1 至 1.5 克的蛋白質，其他熱量則取自好的醣類與脂肪類各半。

醣類

每克醣類含有 4 大卡熱量。醣類是重要的能量來源，尤其是用於腦部。醣類包括水果、蔬菜、麵類、穀類、糖、穀片及米飯。一切醣類都是由糖所組成，依其分子中所含的糖單元數，可分為單醣或多醣。所有的醣在被吸收進到血液之前，都轉換成葡萄糖。接著要不是被燒掉供給能量，就是儲存起來以後再用。

醣類被吸收進到血液中的速率不同。高升糖指數的醣類，吸收進入血液中的速率過快，有許多缺點，因為它們會造成很強的胰島素反應。胰島素是一種重要的荷爾蒙，調節身體的血糖濃度，並將葡萄糖以醣原或脂肪的形式儲存起來（存在肝與肌肉中）。

單醣、多醣與升糖指數

麵食、馬鈴薯、燕麥、蔬菜和穀物全都含有多醣。多醣得先分解成簡單的糖，然後這些簡單糖得要轉變成葡萄糖，才能被吸收進到血液裡。

單醣可在下列食物中取得，像是水果（果糖），乳製品（乳糖）以及砂糖（蔗糖）。

再強調一次，醣吸收進到血液中的速率，造成相對應的荷爾蒙胰島素依比例釋出。這又接著指示身體要儲存脂肪，且會伴隨疲勞倦怠並想吃更多醣分，

因為血中的葡萄糖濃度突然遽降。顯然,這並非我們所樂見。因此,醣分解成葡萄糖所花的時間越久越好。

不過,並不是只要吃多醣類那麼簡單。出於許多因素,很多單醣的吸收率實際上要比多醣慢得多。例如來自水果(果糖)及乳製品(乳糖)的糖分,在被吸收進入血液中之前得先轉換成葡萄糖,導致消化過程又再更慢。吃蘋果和吃同樣份量大小的麵比起來,吃蘋果的飽足感會久一些。這是因為雖然麵含有多醣,它分解成葡萄糖的速度仍然要比蘋果裡的單醣更快。

簡單講,我們可以利用升糖指數判斷要吃那些醣類。升糖指數測量的是醣類的吸收速率。低升糖指數的醣慢慢吸收(這好),而高升糖指數的醣迅速吸收(這不好)。參考MarkLauren.com,提出一份詳盡的清單,列出各種食品及其升糖指數。你會發現,很多水果與青菜的升糖指數要比穀類和麵類還更低些。

但不是光依升糖指數選醣類就可以,還應依據食品的營養價值來挑選。砂糖這種食物的問題不只是升糖指數高,而且它們根本無法提供維生素、礦物質、纖維或益菌。理想的情況是,我們所吃的醣類越接近其原來的型態越好,像是整份的水果(不要果汁)、生或蒸的蔬菜、乳製品和燕麥。西方社會的肥胖症問題有大半可歸咎於,攝取極大量高升糖指數而很少或沒有營養價值的醣類。很多人錯誤地認為只要食品是低脂的,怎麼吃都沒關係,不管它的升糖指數、營養價值及熱能含量。舉凡像是餅乾、優酪乳、運動棒、果汁、穀片和汽水,只要含有大量的砂糖就應避免。

偶爾想來點甜食十分正常,可是糖量過多的飲食會導致這樣的渴望失控。有部分的問題在於,這些糖會造成胰島素濃度突然飆高。胰島素將血液中的葡萄糖清除,讓你覺得疲倦,渴望能吃進更多葡萄糖,以補足血液中被清走的那些。這就形成惡性循環。

要怎麼解決？吃低升糖指數的醣類。只要可能，特別是想甩去體脂的人，盡量從整份水果以及生或蒸的蔬菜攝取醣分，因為它們的升糖指數最低，而且含有珍貴的營養素。次佳的來源是乳製品以及全穀類製品。

脂肪，它們是好朋友，不是敵人！

小道消息不可信。飲食中的脂肪並不是減重大敵。而且，飲食中的脂肪並不會自動轉換成體脂。脂肪不僅是優秀體能表現以及體重控制所必需，對於維持生命機能也是絕對必要的。

脂肪的熱量高達每公克9大卡，相較之下蛋白質和醣類為4大卡。飲食中的脂肪可分兩類：飽和脂肪以及不飽和脂肪。

飽和脂肪容易提升壞膽固醇和三酸甘油脂的濃度，並增加心臟病發的機會。它們主要取自動物性來源，以及含有氫化油的食品，例如乳瑪琳或馬芬、炸魚柳或薯條、洋芋片或爆米花，還有你在速食連鎖店買得到的大多數產品都是。

不飽和脂肪容易降低壞膽固醇和三酸甘油脂濃度，並減少心臟病發的機會。它們主要取自植物性來源，像是堅果類、種籽類、非氫化植物油、大豆、橄欖、亞麻仁和魚。

兩類脂肪都讓我們更滿足，並能改善味道和質感，是重大的能量來源，並會減低其他營養素的吸收。就是這幾個主要原因，很多低脂飲食法會讓人覺得很累，而且一直想吃更多東西。飲食中稍多的油脂，會讓你滿足，反而能夠輕鬆地比沒有脂肪時還吃進較少的熱量。

攝取脂肪甚至有助於身體的荷爾蒙調節。研究顯示，取自脂肪的熱量少於30%的人，和飲食中脂肪更多的人做比較，前者的睪固酮要少25%。

脂肪應占總熱量攝取的25-35%。但要確定攝取的大多是優良、不飽和的脂

肪。沙拉裡加一點堅果和種籽類、少許健康的油，並且多吃魚，就能供應足夠的不飽和脂肪。而且，真正該吃的飽和脂肪應該來自天然乳製品和肉類，而不是炸薯條、奶油、洋芋片或其他垃圾食物。

蛋白質

這是最重要，但也最常被忽略的營養要素。蛋白質分解成胺基酸，是用來修補並再生體內包括肌肉在內的所有細胞的材料。適度攝取蛋白質相當重要，不僅能夠維持肌肉，還有助於長肌肉。如果你的飲食受到限制，那麼蛋白質要比脂肪或醣類更快讓你覺得飽足，這顯然是個優勢。每公克蛋白質含有4大卡，主要來源包括肉、魚、乳製品、豆類和蛋。

一個人若想藉由阻力訓練長肌肉，得要攝取每半公斤理想體重1.5公克的蛋白質，以避免在減脂的同時導致肌肉消失。算算看，這大概會比你習慣吃的蛋白質還要多。某位68公斤的女性，理想體重是59公斤，這就表示每天應攝取130克蛋白質。不過請相信我，一旦你重新按此調整營養素的優先順序，一定可以看到差別。蛋白質要成為每一餐的核心。選擇蛋白質來源，接下來選健康的醣類，還有你想要的油脂（如果需要的話）。別忘了，即使每天吃了195克的蛋白質，也只有780大卡。這就讓即使是遵循某種飲食法的人，也能大量攝取其他的營養素。

很有可能在一開始時就必須追蹤蛋白質的攝取，以確保足夠的攝取量。把你吃的垃圾食物扔掉，改以高品質的低脂蛋白質來源，例如去皮的雞肉以及其他精瘦肉類（像是火雞肉，甚至豬肉和絞肉等）、所有的海鮮（罐裝鮪魚是最便宜也最容易取得的）、蛋白、各種低脂的冷肉、大豆、豆腐、低脂起司及其他乳製品。

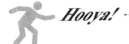 *Hooya!* --

水

　　往往都是事後才會想到水，水比其他營養素更重要，而且需求量大。維持適當的飲水，是健康生活必要的。每天，我們會經由流汗、排尿和呼吸流失約 250 到 350 公克的水。

　　喝水除了有助於鍛鍊肌肉，還能幫你對抗肥胖、發熱、氣喘、關節炎、憂鬱症、便祕、胃痛等等。

　　男性的身體約有 60% 水，女性則約有 50%。人類可以好幾個星期不吃東西還活得下來，卻不能超過 6 天不喝水。若體內的水少了 1%，就會覺得口渴。少了 5%，肌力和肌耐力都變差，而且會又熱又渴。若水分流失高達 10%，就會出現譫妄、視力模糊。缺水達 20% 就活不了了。

　　攝取充足的水分不僅燃燒熱量，還讓你的肝臟更有效率動用脂肪，並將體脂排出。水有助於將毒素排出體外，把其他營養素送入細胞內。維生素、礦物質和電解質需要水來達到適度平衡，確保肌肉的自由活動，避免肌肉痙攣及抽筋，並調節心跳的模式。水能藉由維持適當血液濃度，幫助管理血壓以及脂肪的移動，讓脂肪不會堆積在血管裡。水也可以抵擋因脫水和口渴所造成的飢餓感。

　　別等渴了才去喝水，還沒到真正口渴前，你早就已經脫水。普遍接受的水分攝取規則如下：每次至少喝一杯水，共 8 次，或差不多是一天 2 公升。你的尿液應該沒有顏色，或稍帶點黃。可隨身帶水瓶。

　　最後，若以美國為例，對於瓶裝水的管理標準並不比自來水嚴格。不論是對你還是對環境，最好的選擇就是過濾自來水之後飲用。--

休息代謝率

　　休息代謝率（Resting Metabolic Rate, RMR）是指維持休息靜止期間，一切身體機能所需的熱量。RMR占總熱量消耗約65%，其餘35%則是活動燃燒掉的。RMR數值由好幾項因素決定。有些是先天的，而有的可受控制。

　　主要因素是淨體重，約占RMA數值的80%。而只有一個方法能夠改變淨體重，那就是鍛鍊肌肉。過了三十歲，每隔十年我們的RMR就會減少約5%，主要是因為老化造成的肌肉量減少所致。幸好，淨體重可藉由適當營養以及肌力訓練得到控制。只需幾個月的訓練，就能讓一、二十年間減少的RMR回復。肌肉是非常耗費能量的身體組織，即使休息時也一樣。

　　另一個改善RMR數值的辦法，就是持續供應營養給身體。身體很聰明，飢餓吃不飽的時候，會調低RMR來因應。它會想辦法把吃下的每一大卡儲存起來，其中有一些就是以脂肪的形式。一般常見的限制熱量攝取的飲食法，都忽略這個道理，遵照那些飲食法的人幾乎都會復胖，回復到原本體重，原因就在於此。如果身體定期得到熱量輸入，少量多餐，就可以讓 RMR維持於高值，並將這些熱量再燃燒掉。

　　多餐進食也利用到食物的熱效作用。吃東西的時候，代謝會暫時調升。每天進食的次數越多，你的代謝越能持續提升。每次吃完之後，就感覺得到RMR增高，長達5小時。這占去總熱量支出的5-10%，長期下來，能造成相當大的差異。

　　劇烈運動也能提升代謝，最久可長達運動後48小時。正因為如此，高強度間歇訓練要比心肺功能訓練或耐力訓練有效得多──後兩者的強度都不足以讓RMR數值維持長久。

計算每日消耗熱量

　　如果你並不想自己算，可在MarkLauren.com找到一個RMR計算器。

男性的休息代謝率

10×體重（公斤）＋6.25×身高（公分）－5×年齡＋5

女性的休息代謝率

10×體重（公斤）＋6.25×身高（公分）－5×年齡－161

一旦算出你的RMR熱量輸出，乘上最合乎你活動程度的係數，所得結果就是你的每日消耗熱量。嚴格依照我所提出課程做的，應該選1.55（活動量中等）作為乘項。

1.2＝靜態（很少或沒有運動）

1.375＝稍有活動（每週1-3天的運動）

1.55＝中等活動（每週3-5天的中等運動）

1.725＝十分活躍（每週6-7天的認真運動）

1.9＝極度活躍（非常密集的運動以及勞力工作）

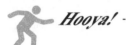 *Hooya!* --

脂肪和脂肪不足

可別忘了，你不是跑車，加油用不著「加到滿」。覺得「夠了」和「飽了」之間的差距約有 1000 大卡。而且更糟的還在後頭：覺得「飽了」和「好撐」之間的差別高達 2500 大卡！所以説，如果你去吃到飽自助餐，吃撐了才離開，肚子裡恐怕已塞進高達 4000 大卡根本不需要的熱量。若想用心肺訓練燒去這麼多熱量，得連續不停慢跑 20 個鐘頭才行。把熱量燒掉不是問題，因為即使睡覺身體也在做這件事，問題在於你吃進肚子裡的熱量太多了。

養成習慣，吃到不覺得餓就好，別吃到撐才罷手。請記住，每隔 2.5-3 小時就吃一次，細嚼慢嚥，放鬆心情。要過 15-20 分鐘，身體才會曉得究竟有多飽。狼吞虎嚥要改並不容易。不過，只要改成少量多餐，很快就會發現活力充沛，精神暢旺。-------------

減重

消去脂肪的概念總結如下：

1.藉由肌力訓練養出一些會燃燒熱量的肌肉。

2.藉由飲食限制產生輕度的熱量不足。這就表示飲食要適當平衡，而且吃進的熱量要比耗去的還少。

你或許並不知道，每半公斤體重含有3500大卡。因此，如果你想每週減去一公斤，每天攝取量與消耗量的差就得達到500大卡。

這必須控制熱量攝取，並且藉由運動、日常活動燃燒熱量，還要藉由所增長的肌肉、多次進餐來提升RMR，以及鍛鍊之後的RMR提升。

最理想的是每週減少0.2-0.7公斤。如果你極度過重，可接近每週減0.7公斤（每日減少750大卡），若你只需略減個幾公斤，最好是每週減0.2公斤（每日減少250大卡）。

按部就班別著急，可以避免消耗肌肉，長期維持所減去體重的機會也較高。你可能很想要禁食或做大量的有氧運動，可別屈從誘惑，因為這兩者都會消耗肌肉，與你的長期消脂目標背道而馳。理想狀態下，你想要養大肌肉，是為了增加RMR。如果減重太過快速，不僅阻礙肌肉生長，還會促使身體將現有的肌肉分解作為燃料。這等於是往反方向走。請記住，這不僅和重量有關。重點在於身體的組成比例——少些脂肪，多些肌肉。

減重的關鍵要點：

● 每週減去0.2-0.7公斤，方法是每日攝取的熱量比每日消耗的還少250-750大卡。

● 每天吃五餐，間隔2.5-3.5小時。

● 藉由持續、短暫而高強度的肌力訓練培養肌肉，藉此將熱量支出極大

化。

● 你的餐點要能供應每公斤標準體重2.2克的蛋白質，並將剩餘的熱量分散為不飽和脂肪和低升糖指數的醣類。遠離再製糖，小心它們隨處可得！

● 別餓到自己，也別暴飲暴食。

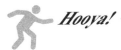
Hooya!

在家吃或外食

餓著肚子上餐館或去參加宴會，是個常見的陷阱，這會害你吃得太多，更何況這類場合中往往吃的是極不健康的食物。外食和自備的餐飲不同，你無法控制食物的內容。就算是菜單上看起來最健康的品項，你也不知道裡面加了多少油、多少調味料。

外食、宴會時不吃得過量的祕訣是，出門之前先吃一些東西墊肚子。如此一來就可以專心玩樂，用不著花時間找食物填飽肚子。點得少一點更省錢，而且更能真正品嚐味道，因為是為了滿足味蕾，而不是為了祭五臟廟而吃。

所以啦，每週外食好幾次也用不著擔心。只管放輕鬆，儘量吃一頓營養均衡的美食，只要別塞得太飽。

這一切，只要事先吃一小餐就可以辦到。別忘了，前往餐廳、找到座位、拿到菜單、點好菜、等菜烹調，之間很可能要等一個鐘頭菜才會上桌，這還算是快的呢。未雨綢繆，絕對不要餓著出門。事先稍稍吃一點，然後點少一些，認真享受。

增重

若想增加體重，攝取的熱量就得比消耗的多。多出來的熱量是用來長肌肉還是變脂肪，主要取決於你是不是對身體有所要求，促使它增加肌力。產生這種要求的方法就是：短暫而高強度的阻力訓練，主要有伏地挺身、引體向上或

深蹲這類的組合動作。

盯緊自己的身體狀態。如果你發現累積的脂肪太多，自己看了不舒服，那就稍稍減少所攝取的熱量。反之，要是看不出有什麼變化，便再增加熱量的攝取。

記住，就算是長出真正的肌肉，也難免會同時囤積少量脂肪，用不著太過擔心。先專注於吃得夠多，並且增強肌力。接下來，等你長出想要的肌肉，再轉換目標為減少體脂，讓結實的肌肉與身材亮相。

增重的關鍵要點：

- 每日所攝取的熱量要比每日消耗還多500-1000大卡。
- 維持飲食均衡。攝取每公斤標準體重3.3克的蛋白質，並將剩餘的熱量分散由大多不飽和脂肪和具低升糖指數的醣類供應。
- 分成多次進食，每天吃5-6餐，間隔2.5-3.5小時，要吃大量整粒的水果、生菜或蒸煮蔬菜、堅果類、種籽類、肉類、魚還有乳製品。
- 持續的肌力訓練。

膳食增補劑

如果一天當中能夠定時進食，可維持穩定的能量，並避免飢餓感，同時提升代謝率。但實際上大部分的人都太忙，沒辦法每天吃六餐，所以得在前一天晚上先預備好冷藏或冷凍，隔天再解凍或微波，方便享用。

另外還有個好辦法，除了三餐吃原味，再用兩或三次的蛋白質飲品或能量棒補足以求平衡。這樣就不需烹調或清理。最好還是飲品，因為運動棒往往含有較高的糖分，或是其他不必要的添加劑。

如果是要長壯，就得吃高熱量的「增重」飲品。至於想瘦下來的人，要吃

蛋白質與醣類比例較高的增補劑，再加一湯匙亞麻仁油。請當心，大部分的飲品增補劑是用玉米糊精作為醣類來源，雖然有助於讓飲品變得濃稠，卻也是高升糖指數醣類。別被行銷騙了，廠商會讓你以為玉米糊精算是多醣，所以是好的。如果你用的是含有玉米糊精的飲品，可加一湯匙亞麻仁油，減緩對玉米糊精的吸收。

如果要出門，可以把蛋白質飲品粉末倒入瓶裡，等到用餐時間加水搖勻即可，簡單解決一餐。先加所需水量的二分之一搖勻，然後加至全量再搖一次，避免結塊。

納入膳食增補劑的飲食法，舉例如下：

第一餐：燕麥、白煮蛋、半顆酪梨。

第二餐（鍛鍊後）：增肌粉或高蛋白飲料。

第三餐：鮪魚、沙拉淋橄欖油及巴沙米哥醋醬汁、香蕉。

第四餐：增肌粉或高蛋白飲料，加亞麻仁油。

第五餐：魚肉配蔬菜。

至於不喜歡吃早餐的人，可以試看看用飲品代替。對於一整晚沒吃東西的身體，第一餐十分重要，可快速調升代謝率並提供所需的營養。早餐千萬不能省。

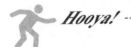 *Hooya!* ---

鍛鍊後的一餐

完成鍛鍊之後，要儘快補充以下食物：

● 30-50 克的精瘦的完全蛋白質，像乳清、黃豆、蛋、雞肉或魚肉。

● 30-50 克具高升糖指數的醣類。

為什麼要吃精瘦蛋白質？因為脂肪會減緩蛋白質及醣類的吸收。在鍛鍊後那個短暫開放的時機，蛋白合成會以最高速運作。這是由於鍛鍊當中所發生的微創傷（肌肉組織破裂），若能在鍛鍊之後的 45 分鐘內供應肌肉大量胺基酸（蛋白質主要成分），將最有利於完全復原。乳清蛋白飲品是鍛鍊後的最佳選擇，因為它可以迅速吸收，而且所有蛋白類中它的效率比（或是身體可利用的效率）最高。

為什麼要吃具高升糖指數的醣類？在緊接著鍛鍊之後的這段時間內，才能吃快速被吸收進入血液裡的醣類，因為葡萄糖會造成胰島素濃度驟升。胰島素有助於將蛋白質載入肌肉，修補並建造新的肌肉。它也是很重要的荷爾蒙，調節葡萄糖的儲存、取代以及使用。在鍛鍊時，身體使用了血液及肌肉中所儲存的萄葡糖，作為活動的燃料。如果損失的葡萄糖沒有在鍛鍊後的 45 分鐘內重新補充，你的身體很快由同化狀態（肌肉生長及修補）轉換成分解狀態（為了蛋白質及能量而耗掉身體的肌肉）。由於胰島素會通知身體補足並儲存肝醣，且胰島素最能夠透過高升糖指數的食品而被啟動，這時吃具高升糖指數的醣類，自然有其道理，再配上些精瘦蛋白質，便是鍛鍊後餐食的最佳選擇。

有效率且方便的鍛鍊後餐食，就是乳清或大豆膳食增補劑，後者包括玉米糊精或單醣作為蛋白質的來源。--

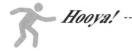

沖泡式蛋白質飲品

各廠牌的沖泡式蛋白質飲品多半大同小異，挑個喜歡的就可以了。要注意的只有：留心沖泡式蛋白質飲品裡的醣類含量，裡頭往往加了許多糖。除非你是要增重，醣類總量應少於蛋白質含量的一半。而且，還有個省錢的祕訣：只要是某種完全蛋白質，也就是說它包含所有的必需胺基酸，其實哪個品牌都差不多。乳清蛋白、雞蛋、牛奶以及大豆蛋白全都合乎這個要求。你買的蛋白質是不是最新產品，並沒什麼差別。40 公克分離乳清和 40 公克乳清或大豆，效果一樣。--

做紀錄

毫無疑問，只要經過練習，正確的飲食就會成為第二天性。不過，如果你才剛起步，做紀錄真的很有幫助。這麼一來就可以仔細檢查你的飲食，要注意吃下肚的任何東西，吃的是什麼、吃了多少這兩件事同等重要。你的紀錄至少應考量下列幾項：

- 你的特定目標是什麼？如果是要減重，那麼理想的減重速率是多少（每週0.2-0.7公斤）？你的理想體重是多少？
- 你消耗的熱量有多少？
- 需要攝取的熱量有多少？
- 你的餐點規劃如何（吃什麼、什麼時候吃）？你要怎麼把飲食計劃方便又實際地符合日常生活習慣？
- 飲食是否均衡？應包括每公斤標準體重2.2克的蛋白質，並將剩餘的熱量分散至來自具低升糖指數的醣類和不飽和脂肪。

吃得好取決於兩個重點：各種營養素吃了多少，以及總熱量攝取。要想同時監控這兩項，最好的方法就是看看食品包裝上的營養標示，請注意每一份的熱量以及宏量營養素的成分。之前已告訴各位，怎樣的蛋白質、脂肪和醣類最佳。至於常見食物一般份量所含的熱量、宏量營養成分與升糖指數，可參見MarkLauren.com。

正確飲食的重要性強調再多次也不嫌多。要達成你的健身目標並長久維持，對於食物的基本成分絕對要有所理解並能善加應用。養成習慣關心你吃下肚的食物，且依照我提供的基本原則，經過一番練習之後，你將不需要太多思

考而能運用自如。

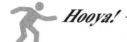 *Hooya!* ---

清除垃圾

　　避免吃下垃圾食物，最好的方法就是家裡別放。這樣你就不會受到誘惑隨便亂吃，因為手邊根本沒東西讓你犯規。然後你會去吃有益健康的食物，就算心裡不這麼想，但其實你的身體一直都想要攝取它們。--

7 常見肌力訓練迷思

迷思一：重點減脂

是的，沒錯，每年夏天被美美的雜誌反覆強化那個老舊的想法，認為減肥效果可以限定在身體的特定部位。

「想要消除肚子的肥油嗎？做些仰臥起坐就好啦！」

你想得美！

事實上，雖然每天做幾百下仰臥起坐確實能夠練出強健腹部，但如果你肚子上堆積了肥油，做仰臥起坐並不能讓你擁有六塊肌。想要單獨減去那部位的肥油，靠仰臥起坐是辦不到的。

減肥只可能全身各個部位同時進行，而且燒掉的熱量要大於攝取的熱量才行。實際來說，想要減去肚子的肥油（別的部位也是），鍛鍊大腿或肩膀可以和仰臥起坐達成同樣（甚至更多）的效果，因為這些都是比較大的肌群。

只有當你全身除掉的脂肪夠多，才能讓腹肌顯露出來，單單鍛鍊強大腹肌只會把肚子的肥油更往外推。

那麼，應該怎麼消去肚子上的一圈肥油、鬆垮的臀部，或是軟綿綿的肚皮？請注意飲食，藉由肌力訓練培養出肌肉。至於身體各部位減去脂肪的速率則是靠遺傳來決定。

迷思二：肌肉會變成脂肪？

脂肪細胞和肌肉細胞的功能完全不同而且各不相干，絕對不會從這種變成

另一種。如果某人原本「結實」而富筋肉，後來變成「軟綿綿」又過重，那是因為熱量輸出不再超過熱量攝取。這往往是肌肉減少所造成代謝減緩的後果。肌肉流失是因為缺乏必要的刺激造成，肌肉並不會神奇地變成脂肪，只不過是肌肉量減少而體脂增加。

迷思三：做肌力訓練，肌肉會長太大

全球各地都一樣，尤其是女士們會這麼說：「我不想變太壯。」有人之前見過肌力訓練的最初效果，就退避三舍，怕也會變成神力女超人。要知道，有些職業健美選手會使用類固醇以及其他非法藥物。如果沒有用強效藥劑，人體並不會長出那麼大的肌肉，當然你也一樣。

肌力訓練的前幾個星期裡，常會覺得變得比較壯碩，主要是由於肌肉內的血液循環增加。而肌力突飛猛進，同樣也多半是由於神經適應新的動作，而不是因為肌肉量增加。

不用害怕會不小心變得太壯，或害怕肌肉會毫無節制長大。女性能夠持續每個月增加0.22公斤的肌肉就已經相當了不起了。而男性能夠每月增加0.68公斤就相當可觀。別忘了，這只是理想狀況，你必須持續投入肌力訓練和攝取適當營養才會有健康美麗的身體，這沒辦法一蹴可幾的。

這又讓我想到另一個迷思……

迷思四：女性的訓練應和男性不同

有個常見的錯誤認知，認為女性會因為肌力訓練變壯。事實上並不會，除非妳們開始吃藥、打針。

不需要因為性別不同而以不同的方式鍛鍊。兩性增減肌肉和油脂的方式一樣。沒錯，男性和女性的目標往往並不相同。然而，這些目標可以用相同一套

健身法達成。

　　大部分女性並不想要練出壯觀的胸肌和手臂，而是想練得全身緊實，特別是大腿及臀部，這幾處恐怕是女人年齡增長後最難維持的。女性在健身的時候，經常讓兩隻手臂閒著不動。男性和女性的肌肉一模一樣，唯一的差別只在其大小尺寸。許多女性一直不願相信，如果妳們練上半身如同練下半身同等勤快，腹部就會更加平坦，而臀部會更加緊實，因為這麼做能增加妳們的總精瘦肌肉量。再次強調，燃燒脂肪及熱量最有效的方法，就是養出肌肉並維持下去，這樣就夠了。

　　相反的，男性被教導的是要專攻仰臥推舉，高拉滑輪機、深蹲架以及其他健身道具，但是這種做法所達到的效果不論是功能上還是體形的誘人程度，都不及我在本書中所提出整套徒手重量訓練的鍛鍊法。

迷思五：多多益善

　　有些人直覺上會認為：練得越勤，肌肉長得越大；花在健身的時間越久，效果越好。既然肌肉是我們所擁有最有效的燃脂工具，訓練時就不能因為營養不夠或是訓練過度而影響了肌肉的增長。記住，肌肉是在休息的時候成長的。

　　訓練過度以及營養不夠是最常見的缺失，是初學者和健身運動老鳥，都很容易犯的錯誤。究竟多少就算是過度，並沒有精確的答案，因為牽扯到太多因素了：遺傳、飲食、睡眠、訓練強度、頻率及持續時間等，這些都有關係。最好的辦法就是留意下列過度訓練的徵兆：停滯不進步、慢性疲勞、動機減退、經常受傷，還有靜止心率增加（每天早晨還沒起床前就先量）。

　　如果有可能過度訓練，至少要做以下的調整：飲食、睡眠量（設法每晚睡足七到八小時）、訓練強度、持續時間，還有訓練的頻率。

迷思六：做局部的動作可以重塑肌肉

沒這回事！肌肉不是長得更大，就是縮得更小。尺寸改變後肌肉會是什麼形狀，並非由你所做的局部、特定鍛鍊的動作來決定，得看你的遺傳如何。

然而要記住，有些肌群我們通常以為是單獨的肌肉，例如肩膀、大腿或後背，可藉由強化該肌群內的某條肌肉而加以調整。

舉例來說，肩膀，如果把後三角肌練大，從側面看就是個美好的心形，但後三角肌能受控制的程度只有更大或更小兩種可能。

同理，做深蹲動作的時候你可以把腳趾朝外，藉此將大腿的「內股肌」（位於膝蓋內側正上方）練得更大。反之，做深蹲動作的時候你可以把腳趾稍微朝內，更集中強化外股肌，藉此增加大腿的外側「線條」（這就讓女性穿比基尼時大腿超好看）。

迷思七：定型時反覆次數多，增大時反覆次數少

與反覆次數少的情況相比，身體或特定肌肉都不會因為某個動作做了非常多下而更為定型。肌肉的形狀如何，是由其大小以及周圍的脂肪量所決定，就是這樣。

為了定型，我們需要做那些能夠最有效地練出肌肉且燃燒脂肪的動作。若必須反覆多次以便額外燃燒更多的脂肪，是非常沒有效率的，而且所養成的肌肉有限，請時刻牢記最佳的燃脂夥伴是誰：當然是肌肉。

肌肉的形狀要漂亮，持續而多樣化的高強度間歇訓練配上適當營養，才是正道。如果肌肉太大確實造成困擾，只需減少熱量，因為影響肌肉量的主要因素就是營養。大部分成年男性可依靠1500大卡進行2-5下的低反覆次數鍛鍊，而肌肉大小並不會增加。

的確，反覆次數低的鍛鍊（由強力爆發的動作組成）會比反覆次數高的鍛

錬更能練出大肌肉（但並非較沒有定型），因為爆發式動作用到的「快縮」肌纖維，要比耐力式動作用到的「慢縮」肌纖維大得多。然而實際上，就肌肉量而論，難道你不想用到所有可能用得上的肌纖維，而不只是「快縮」肌纖維？

同理，為了要「定型」（要減去體脂以便讓肌肉線條更明顯），你難道不想調動所有可用的肌纖維，更何況影響我們休息代謝率（也就是促使脂肪減少）的頭號因素正是肌肉量？

唯一能依據個人目標（不論是要練體能或是長肌肉）而更動的部分，就是營養。

迷思八：肌力訓練讓你變壯，心肺循環訓練讓你瘦

再次重申，飲食攝取是調節身體組成的主要因素。雖然持久、中等強度的運動，像是有氧運動，可有助於稍微增加你的能量消耗，但對於養肌肉的貢獻有限。若沒有肌力訓練，你就是將手頭最佳的燃脂工具：更多的肌肉，置之不用！我相信你現在懂我的意思了。沒別的東西能比肌肉更有效地提升身體的休息代謝率。多幾公斤精瘦肌肉，所燒掉的熱量幾乎等於一堂普通有氧運動下來所耗去的能量。增加的肌肉可讓你即使在睡覺時也能燃燒更多熱量。

若想增重，增加熱量攝取，並藉由肌力訓練養肌肉。

若想減重，減少熱量攝取，並藉由養肌肉增加你的休息代謝率。

迷思九：無法同時養出肌肉又減去脂肪

如果你在很久沒運動之後剛開始做這個健身訓練，配上適當營養，就可以感受到肌力增加的同時體重減少。對於一直有在健身的人或是運動員，這就有點難，但並非不可能。配上完美均衡的多醣類、好的脂肪，還有充足的蛋白質，你的身體就能達成這些看似分別獨立的目標。

迷思十：飲食受限

人們往往會為了減重而餓肚子。絕對是此路不通！

身體可用的資源甚多，而且它會將代謝率調低，以補償熱量不足。身體會設法利用你所攝取的任何熱量，因為它不確定何時才能再次進食。然後，一旦你回復原先的正常熱量攝取，代謝率仍維持調低。也因此，想要限制飲食的人經常重拾原本的體重，有些人往往還增加更多。

好消息來了，如果你想減重，絕對不應該餓著肚子。藉由少量多餐（每隔2.5-3.5小時）所養成的良好均衡飲食，是長期成功的關鍵要素。

8 動機

我每次看到超重、身材走樣的豪宅主人就很受不了。這些人沒搞清楚，身體要比你住的樓房更為重要。只有這個身體是跟著你一輩子的，世界上你能顧得了的東西，就數這件最為珍貴。

我們可以有所選擇：顧好自己的身體，或是放任歲月摧殘。我們必須在這當下，此時此刻，就做出決定，不能等到以後再說。世上大多數的人會選擇隨波逐流，渾渾噩噩度過次等人生，體重超重又沒活力，坐等歲月催人老。隨著年紀漸長，腰圍粗了，身高縮了，背疼得直不起來。最後，行動能力受到限制，即使時間未到，就去向造物主報到了。

但還有另一類人，決定要落實為健康把關：他們做運動，注意飲食，不強求，一切適量就好。他們了解營養學的基本知識，每天鍛鍊20-30分鐘，每週4-5次（只占他們時間的不到1.2%），因為他們需要的就只有這些。他們用體力、智力和意志力對付生命的險阻。他們精神好，氣色佳，靠著每天運動所帶來的能量，將生活中的憂鬱、焦慮、緊張、無聊、不耐煩，全都一掃而空，運動讓他們的思考靈活且清晰。他們知道，如果不做運動的話，生活會變得很糟，他們絕不想那樣。他們手中握有主導權，並沒有被藉口牽著走。

藉口，都是藉口

到健身房瞧瞧，身材最好的那幾位，通常都不是在上有氧課或瑜伽課，也

沒有教練在一旁督促，都是靠自己鍛鍊成的。那些人有動機也有知識，為自己量身打造專屬的肌力訓練計劃。然而這樣的人還不算完全獨立自主鍛鍊，他們得走出健身中心才行。

以前所學的種種健身觀念，有很多只會妨礙我們潛力的發展。健身中心、健身課程、教練、仰臥推舉、啞鈴、健身器材和各式道具，都只是讓人無法使出全力達到最佳體能水準的藉口。諷刺的是，人們往往認為應該逼自己完成健身房那種更難、更花時間的課程，而不是運用本書中所介紹的更有效率的徒手重量訓練。

我在這個行業，拜訪過上百間健身房。實踐才是真正的檢驗。看看上健身房的人，再看看我訓練出來的特戰士兵，可謂天壤之別。你只需犧牲少得不得了的時間，就可達到夢想的目標。一週最少三天，20-30分鐘的鍛鍊，就能完全改變生活，誰真的找不出時間或沒有這般意志力呢？

請記住，你絕對可以和同伴一起做，不過千萬別依賴健身夥伴，他們不過是另一根枴杖，另一種你不能隨時隨地有效鍛鍊的藉口。我所認識真正健康又美麗的男男女女，99%都是靠自己。

你的健身法得要完全獨立自主，長期下來才能成功。只有你知道自己的需求是什麼、何時有此需求；只有你能感覺到自己的肌肉、肺臟、骨頭和韌帶。到頭來，只有你才有辦法促使自己變身。你所需要的就只有你自己。

鍛鍊，並沒有所謂「最佳」的時間與地點。你得要自己創造，就和我們憑空生出各種藉口一樣：每天，每個鐘頭，每分鐘，都別去練最好。

如果計劃在早晨鍛鍊，你的大敵就是鬧鐘的貪睡鈕，要害你過著身材走樣的次等人生。要起床運動，還是按下貪睡鈕多賴一會，你得有所抉擇。你想讓身材變好，但你好累、昨天晚上太晚才睡，而且今天還會更忙，還有……。藉口，一大堆藉口。凡人皆如此。你想練成超棒好身材，但你也不願意放棄30

分鐘的舒適。你想變得更精瘦，卻嫌麻煩而不想打破舊有的飲食習慣。你想鍛鍊，但也想坐在沙發上放空。類似的例子舉不完，人心實在是太會製造藉口了。關鍵就在於：對你來說何者比較重要？是目標重要，還是在追求路上所遇到的阻礙？

下次你因為某個藉口跳過該做的鍛鍊，就知道是怎麼一回事。那個藉口對你來說要比自己設下的目標還更重要。你輸定了。

放棄、認輸，很快就養成習慣。起了頭，就會越來越容易屈服。相反的，每一次我們不軟弱低頭，決心和毅力就隨之增強。

事實上，做完我這套短小精悍的鍛鍊動作，保證給你大大收穫：壓力一掃而空，身心重獲生機，自信心也大幅提升，而且腦內啡流竄，十分舒暢。只要給自己幾分鐘，暫且拋開其他的一切與各種藉口，成果在望，回報無與倫比。

絕不放棄，永保成功者心態，就一定要有遠見。一旦你認清自己想要的目標（不管是養壯肌肉、腰圍變細，腿變得更美，或是做五下的倒立伏地挺身），現在就擬定計劃，並且起身實踐。

常見的錯誤是，做計劃時心中不知何處是終點。要以「倒推式規劃」的時間表來做任務計劃。一開始先把目標行動設定好，任務要成功得符合什麼準則，如何達到這些準則，通盤掌握，然後從這個時間點倒推回來做規劃。接下來，執行面只需專注、不要放棄就可以了。

現在，你手上已經有一套效果十足的訓練方案、完善的營養建議、簡單的工具，可以將你塑造成你所追求的體態。這目標相當實在，而且可以辦得到。持續訓練並遵循正確飲食，就能達成所願。真的就是這麼簡單。只有你能阻止自己前進。

請記住，本書所提出的並非什麼耗時的鍛鍊法，或瘋狂的飲食法。一週花點時間運動幾次，之後以嶄新的成果過一生，你所賺回來的絕對不僅止於此。

　　不過我們得面對現實，人們想要鍛鍊的頭號理由是期待體態更好看。你沒法看出健身前健身後的心臟、肺臟變得有什麼不同；有氧能力的改善、人際關係和工作上重拾活力，也同樣無法一眼看得出來。人們多少有點虛榮心，想要變得健美好看。何不運用這個愛慕虛榮的心態，照照鏡子，用那股不滿或驕傲的情緒做為動力，驅策自己。只要你持續進行訓練，就可以見到成果：新的身體線條、新的體形、增長肌肉所顯現的弧度，之前不曾有的緊實感。你的身體會有所變化。只要持之以恆，就會開始變得好看，而且可以一直這樣進步下去。

　　在戰場管制小組和空降救援小組的學員身上，我總是能看到上述轉變。開訓之初，班上看來只不過是些大男孩，等到後期你就會發現他們變得不太一樣，成了健壯、精瘦、均衡、全方位的運動家，而且好處還在後頭。他們的行為舉止也變得不同。他們對自我有了更深刻的認識，每日應付內在的敵人還能戰勝自己，最好的明證就在眼前。幾個月當中，他們日復一日受到試煉，接受檢驗，但他們絕不放棄。這些年輕人重視自己的表現，更勝於個人舒適，而且他們知道有時必須忽略心裡所想的。他們自立自強，舉手投足都展現自信。你也可以和這些人一樣。

　　你將擁有一副更健康、更美麗的身體。每天，無比的堅持、毅力和遠見，決定將來你的身形會是如何。累、沒時間，所有編造出來的藉口，已經起不了作用。你為了設下的目標奮力向前，要是提前退縮的話，就會和人生中其他事情一樣變成習慣。堅持訓練，下定決心要變得更好，這件事的重要性，絕對超過你可能會面對的任何疲勞或是壓力。為了長遠而健康的人生，那只不過是個小小犧牲。

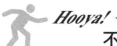

Hooya! --
不管你的程度如何，開始做就對了！

　　萬事起頭難，做什麼都一樣。下次你不想訓練的時候，可以試著用些招術。對自己說，只要做幾組簡單的就好了，或是很快來個 10 分鐘鍛鍊。你會發現，往往在熱身之後心情大好，能量爆增，原來只想做少少幾組，後來變成盡全力的積極鍛鍊。就算最差的狀況，最後只做了簡短幾回，這也總比什麼都沒做來得好！

　　如果你真的不想動，那就找幾個動作來點趣味創意。體能鍛鍊並非都得那麼一板一眼。最棒的是你甚至不用離開原來的房間。把事情放下，做幾個「俯衝」，或者躺在辦公桌下做幾次「讓我起來」。我經常會把各種不同的動作搭配起來，當作遊戲一樣，這也算是在鍛鍊，且樂趣盡在其中。

　　是否被時間壓得喘不過氣來？我曾經在旅館房間做鍛鍊，動作包括 100 下不休息的「八拍健身操」或是「波比操」，或兩種混著做。總共不過用了 8 分鐘左右而已。這是很極端的例子，但這證明你並不需要很多時間才能做好鍛鍊，只不過需要一點動力罷了。

畫好靶心，射向目標！

　　如果你不曉得「目標」何在，恐怕也到不了。

　　那麼，你的目標究竟在哪呢？通往目標的路上，又有怎樣的藉口阻擋前程？

　　把目標和藉口全都寫下來，是個不錯的方法。認清你的種種藉口，就可以更有所警覺，並能追根究柢，解除藉口的效力。如此一來，更容易看出逃避的「理由」到底是怎麼一回事：不過是阻止你達成目標的無用藉口。

　　寫下目標，要明確並且可以量化。越精確明白越好。

　　你的整體目標可能是想提升體能，但這像是蒙著眼睛打靶。必須有更明

確、更能量化的目標，才有方向可循。你所設定的每一個目標，就提出一個靶心讓你瞄準。試著將有限的能量投注於明確的事項上，不僅能改變你的工作品質，也更有機會完成你所追求的目標。

　　目標要合乎現實。切記，龜兔賽跑的優勝者是烏龜。我們要的並不是拚10個星期，減去4-5公斤，然後又重拾舊習。本書是個工具，以持久的效果助你做出長期改變。如果你想趕在3週後參加朋友結婚喜宴前減掉9公斤，那你就買錯書啦。（更何況，這根本是不可能的，除非減去的重量大部分是水。）

　　而且，要注意目標之間是否有所衝突，像是要養出大肌肉的同時還想讓腰圍減少10個號碼。這兩件事對你的身體來說是背道而馳的。別誤會我的意思，是能夠同時達成沒錯，如果你是放鬆了很久之後開始做運動，特別容易，只不過兩個目標互相牽制。就像是想增加深蹲的最大負荷重量，同時還想減少10公里跑步的秒數。如果兩件分開來練的話，效果會比較好。身體的恢復能量有其限制，你沒辦法為不同任務分別保留能量。如果你想更精瘦且肌肉明顯增大，最好是先把重點擺在增大肌肉，然後呢，等達到你所要的壯碩程度，再將目標轉換成減脂。

　　你所設定的目標，至少要能回答兩個問題：

　　你想要增加、減少或想做什麼，數量是多少？

　　你的時間表如何？

範例

目標：

　　我想要有更好的體能。（過於籠統！）

較佳目標：

每週減去0.22公斤體脂。

生日前做完基礎課程中的所有動作。

整個星期不吃任何一滴鬆餅糖漿。

整個10週課程絕不偷懶少練一天。

藉口：

我沒空。

我太累了。

我心情差。

我提不起勁。

我需要放鬆。

我下週重新開始。

我再多做補回來。

放屁！

　　等你把藉口全都寫下，好好研究研究並記在腦海裡，此時就下定決心，如果又冒出這些想法，將不管它們照常鍛鍊。認識你的敵人！它會裝扮成許多面貌，幻化成各種造形，千萬別再被他們矇騙了。

9 訓練強度

任何訓練方式，最重要但也最常被忽略的就是強度：你要把自己逼到什麼程度。

我的鍛鍊法或許時間很短，但有幾項強度相當高，得堅持才做得成。我的方式已有卓越實效，若想見到它的最大效果，有時要捨棄輕鬆舒適的想法。這是一種交換條件，以後你會更好看，感覺更棒。

那些置入行銷的廣告節目，掛著笑臉、膚色白皙的名人、模特兒，坐在某個玩意上前搖後擺，都只是假象。要想擁有優美的體形，就得有所犧牲。不是要犧牲時間，而是要將目標看得比個人舒適更重要。

動作只是草率做完，還是真正全力投入鍛鍊，兩者的結果大不相同。訓練特戰部隊士兵的時候，我看得太多了。對於沒能100%投入的學員，我會這麼告訴他：「顯然你重視個人舒適更甚於達成目標。重做！」就這麼一直持續下去，直到他們全力付出，或者放棄離隊。不幸的是，並不是所有人都那麼好運，可以有個大聲嚷嚷的訓練教官時時在旁刺激、鼓勵（嘿嘿……），因此這全要靠自己，提防人類追求逸樂的通病，別讓這種心態阻撓你進步。

你的所做所為，都會強化行動模式與習慣。需要費力邁進的時候放棄或迂迴繞開，就會強化這種行為，下回更容易逃避。同理，每次拚著去突破不適，將目標置於個人舒適之前，就能強化意志。此時此刻的行為，會對未來的行為造成直接影響。

如果你結束鍛鍊時心中有點不安，要對自己說：可以做得更好，下次要設法堅定意志多做幾下，甚至是多做幾組。把心思全都放在如何求進步，要知道進步與停滯不前的差別，往往就在那最後幾下，用盡意志力完成，越到進階程度越是如此。阿諾‧史瓦辛格曾說過，讓肌肉增長的就是每一組的最後那幾下。菁英與凡俗的差別自此而起。

我所提出的動作，很多會附有「來點不一樣的」，然後進步到比較困難的變化型。當然，還有其他增加阻力的方法，這之前也提到過了：增加或是減少槓桿；在不平穩的平台上進行；動作開始、結束甚或途中加入停頓；改成單側肢體操作。用單肢而不用雙肢，不但使得目標肌肉中有更多肌纖維發動，也更能練到平衡肌。

千萬別誤會，可不是每項鍛鍊都得那麼難，然而毫無疑問有的時候我們就是需要好好鞭策一番。不過也別擔心，如果你照著我的課程做，就能輕鬆養成習慣。高強度鍛鍊時，在安全且有效挑戰自我極限之前，重要的是先熟練這些新的肢體動作，並培養出基本體能（這段期間你的收穫也相當大）。你的身體很快就能適應新的動作，當身心都戰勝它們時，你就會覺得有所突破，很有成就並充滿喜樂。舉例來說，「階梯式」並不需太高的肌肉強度，而且我也不鼓勵你強迫自己做到肌肉無力的程度，因為這些鍛鍊是設計來加強動作的熟練度，並為強度更高的訓練奠定好基礎。其他的，像是「循環間歇」和「田畑式」，原本就需要極高的強度。

那麼，關於本書所設計的各種鍛鍊動作，你怎麼知道該拚到什麼程度，又該如何調整以合乎自己的能力？書中每個鍛鍊項目，都會用1-4來標示強度等級。如果你覺得訓練規劃的範例動作的強度並不相符，不管那個動作做起來太輕鬆或太困難，請自行換成適當強度的動作，千萬別客氣。如果動作太容易，你做起來超過了該項鍛鍊所規劃的反覆次數，這時就得改做更有挑戰性的變化

型或其他動作。

挑戰極限

　　若想練出肌肉，我們必須給予適當刺激，而且有時還得逼迫自己做到肌肉無力甚至還更超過，尤其是越進階，越要這麼做。但要確定能適度運用這些技巧，否則很容易導致過度訓練。把一組動作做完或做到幾乎無力之後，你可以試著這麼做：

- 換成同樣動作的簡易版本，或是練到同樣肌肉的其他動作。例如，如果你是把腳放在桌上做伏地挺身，等你做到沒力後，試看看把腳放回地面，重新再做到無法再動為止。或者，如果你的伏地挺身是站著手放桌上，那麼把手放在比較高處，像是窗台，然後再多做個幾下。

- 將最後的反向動作的時間拉長，這技巧我常用。譬如，剛才做「中國式」伏地挺身做到沒力，接著試試把頭儘量朝地面放低，全程都要出力。如果有必要，也可以試看看在回復這個動作的伸展位置時「偷吃步」。例如，膝蓋著地好讓你能把身體推回原位。「偷吃步」之後緊接著做一個超慢的反向移動，越慢越好，看看有沒有辦法撐個30秒！

- 再反覆做幾次動作，然後停在開始的姿勢，撐3-5秒。這裡也可以運用「偷吃步」。

- 停在完全伸展或完全收縮的位置，儘量撐住。

- 動作最困難之處故意停頓3秒。這是突破「停滯期」練出肌肉強度的絕佳方式。舉例來說，做一組伏地挺身或引體向上的時候，試試前臂和上臂呈90度的時候停頓個幾秒。

- 肌肉沒力後，很快做幾個不完全的動作，把力量全部用光。

- 以上所提到的技巧任意搭配組合。

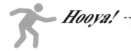 *Hooya!* ---

不痛就沒效？

　　話是沒錯，不過我們得要學會辨別好的痛與不好的痛。肌肉無力或乳酸堆積（肌肉漲大與你用盡力氣時的灼熱感）所造成的不適，是好的。這表示你逼自己逼得夠緊。同理，鍛鍊後隔天會覺得有些肌肉痠痠的，這表示正在修復、成長。可是如果不舒服的是在關節、骨頭、肌腱或韌帶，或是有尖刺般的痛感，那就不好，應該立刻停止。

　　有了這類不適還要硬拚會損及體能，而且可能害你需要比平常更久的時間才復原。受了傷就要耐心養傷。等恢復了，做些不會使傷處惡化的動作。一般人常犯的錯就是，受了小傷仍然繼續，而不是休息幾天讓身體復元，結果發現小傷成了慢性傷害，幾週或幾個月都好不了。所以，出現「不好」的痛感千萬不可勉強。

　　硬漢和笨蛋只有一線之隔。別硬拚結果小傷變大傷，但也不要讓小傷成為通往目標的障礙。「我受傷了」這個老套藉口很容易發作，無須中斷的時候卻停止訓練。只要能確定不會加劇傷處，也有帶著點小傷繼續訓練的方法。例如，如果感到右手肘不舒服，只要做那些不會對右手肘造成壓力的動作就好啦。

　　我在 MarkLauren.com 有連結一個精彩的網站，該站討論了各種運動傷害的成因、症狀以及治療。當然，什麼都不能也不應取代合格專業人士的診斷。請記住，只要有疑慮，一定要向醫護專業人士尋求協助。--

10 訓練工具

　　一旦你學會各個動作而且相當熟練，很可能會想要打造自己專屬的健身規劃，其變化調整的方式可以說是數也數不清。你並不是去上健身房，無須在意別人目光。你要訓練的對象不是自我感覺，而是你的肌肉。

　　構成一套鍛鍊法的常用方式有：組數以及反覆次數。

次數：完成某個特定項目一下的完整動作為一次。做九下的伏地挺身便是九次。

組數：將一連串相同的動作反覆地從頭做到尾為一組。做完九下伏地挺身就是一組九次。

　　記載鍛鍊課表的時候，組數寫在前面而次數寫在後面。3×12就是三組各十二次。

　　做到沒力是指那一組持續做，直到沒力才停止。這需要極高的強度、動機和毅力，但這麼做絕對值得。就是那最後幾下會告訴你的身體需要有更大肌力和更多的肌肉。所有其他組、其他次數，都是為了要帶你來到最後力氣用盡的那一刻，除此之外，它們唯一的用途是讓你的身體熱起來，改善技巧，並且提升心率。

　　各肌群只需每週訓練一次。雖然課程是分做四個小節：推、拉、核心還有腿，你也可以仿效健身房所用的訓練法。將肌肉分成：

● 肩膀（8-12組）

- 三頭肌（6-9組）
- 胸膛（8-12組）
- 背部（8-12組）
- 二頭肌及前臂（6-9組）
- 核心（6-9組）
- 大腿（8-12組）
- 小腿（8-12組）

如果你一天練兩個肌群，那麼每週就鍛鍊四天。有時我想要每天花的時間再少一點，不過總訓練天數較多，完全將當天要對付的那個肌群榨乾。我可能會每週練5次甚至是7次，但每天只針對一個部位。

你可以做經過實證、標準的肌力訓練課程：一組做到沒力，休息2-3分鐘，然後做另一組，每個肌群3或4個不同動作，各做3或4組。

不過，對那些喜歡有所變化的人，書中也列出我最愛用的若干技巧。好好享用，拿來建構你的專屬課程，這些都能與第九章「挑戰極限」小節所列出的各種方法合併運用。

階梯式：任何動作，做一下，休息，做兩下，休息，做三下……次數一直持續增加，直到再增加會讓你沒力再練別的項目為止。一旦到那程度，就開始減少反覆次數。休息的間隔剛好讓你能夠把規定次數做完。因此，次數越來越多休息時間也越來越久，而往回減次數的時候休息越來越短。

單個動作十分鐘。如果下到最底層一階（只做一次）但時間還沒用完，那就再來一回合。

這是個極好用的高組數、低強度方法，可用來養成任何動作的熟練度。訓練自己做出正確的動作。如果做這種鍛鍊中途肌肉力量用盡，那就是衝得太高

了。做階梯式鍛鍊時只能在少數幾下的範圍來回，並沒有關係，說不定只是一再只做一下，直到鍛鍊終了也行，重點是要避免中途無力。如果要做的動作是左右兩邊交互進行，那麼階梯式就要把兩邊都做到相同次數才能休息。

推拉階梯：以階梯式做一種推的動作接著馬上做一種拉的動作，各組之間不要休息。戰場管制部隊喜歡用的是伏地挺身和引體向上。

循環間歇：選幾個動作，次數不限，20分鐘內儘量循環做越多越好。通常是用三或四種不同動作效果最好。要確定保持次數夠少，別在開頭幾組就讓肌肉沒力了。沒力的時候可以休息沒關係，不過要儘量少。這方法會相當累人，但很有效果。

大組：一種動作之後馬上做另一種。這最好是用在針對相同肌群的不同動作。舉例來說，做一組「門板引體向上」之後再做一組「讓我進去」，就是刺激背部、二頭肌和前臂所有肌肉的絕妙方式。

間歇組：通常是以一、二或三分鐘的時段間歇來做。時段一開始就馬上做動作，一直到沒力為止，然後休息到這個時段用完，此時要馬上開始做下一組。

簡單進步組：第一分鐘做一個引體向上，第二分鐘做兩個引體向上，第三分鐘做三個引體向上……只要有辦法就一直繼續。任何動作都可用此技巧。

計時組：找個動作，在某時限內，盡可能做越多次越好。舉例來說，不管分成多少組，10分鐘內，看看你可以做幾下「俯衝」。或是做20秒，間隔40秒休息，20分鐘之內每一分鐘都這麼進行。藉由增減各組的持續時間，計時組可很有效地用來培養爆發力及（或）肌耐力。每組的時間越短，強度就要越高，反之亦然。這就像是衝刺跑和中距離賽跑的差別。時間短的組培養強度；時間長的組培養肌耐力。

計時鍛鍊：反其道而行，所有的鍛鍊項目都儘量做得越快越好。舉例來

說，試看看50下的「俯衝」可以多快，不管總共要分成幾組才能做完。

田畑式：先20秒的運動，然後是10秒休息，做8組，共計4分鐘。找個你能維持整整8組的動作韻律，但要全力以赴。理想狀態下，任何一次20秒運動時段所做的次數不應明顯減少。這種高強度訓練在時間緊迫下效果卓著。如果你想要好好練一下，只需選3種針對相同肌群的不同動作，然後做3組田畑式訓練，中間休息幾分鐘。總鍛鍊時間不過是15分鐘，就這麼簡單！

抽抽樂：把一疊紙牌洗好。1-4做推的動作，5-7做拉的動作，8-10做核心，人頭就做腿部。一次翻一張牌，做自己能力範圍內一組適合的動作，什麼都可以，然後再翻下張牌。整疊都如此進行，每組之間的休息要儘量短。

循環訓練：做一系列不同的動作，每組與每個動作之間的休息間隔很短。操練所有的大肌群，且每個肌群至少做兩組。這可以讓你在短時間內，完成很多的組數、次數還有動作。有個實用的方法可用來組成循環訓練，那就是分配一系列動作中一個組數的鍛鍊與休息時段。比如說，做45／休30，就表示各組都要做45秒，然後休息30秒。各組動作的選擇、持續時間和強度，就決定了這整套鍛鍊是否針對爆發力或肌耐力，還是兩者兼顧。

主動恢復：從低強度至中等強度，接著做各種動作，組間稍稍休息或不休息。這種設計的用意是要將心跳維持在目標區間，且持續20-60分鐘。至於最高心率區間的計算，可將170減去你的年齡，最低心率區間則再減10。如果你是30歲，那麼就是：

170－30 = 140，140－10 = 130；目標心率區間 = 每分鐘130-140。

金字塔：這是將各種動作鍛鍊至極高強度的好方法。它有幾種方式：

● 先以相對較高次數的組開始，接下來各組，逐漸減少次數，但增加強度。舉例來說，開始做10下合乎你能力的推的動作。接著做8下，到最

低時停個2秒，然後是6下停4秒，直到最後只做2下推的動作，加8秒暫停。或者，你可以每一組將腳的位置越放越高，而不是採取暫停。

● 另一種可能性是，每一組都做相同次數，但增加難度，這也是金字塔。舉例來說，5組3次，第一組的強度最低，而最後一組的強度最高。

金字塔可用的次數不限，但它是很適合培養出爆發力的高強度鍛鍊，最好在1～5次這個範圍內，且逐步增強，以達到最高出力或幾近最高出力。至於單側肢體的動作，可每次換邊，或是一邊做完整組，再換另一邊。

複合組：複合組很適合鍛鍊肌力、肌耐力、心肺耐力以及爆發力，採用的是間歇鍛鍊。複合組的進行方式，是將至少3種複合動作一個接一個做下去，中間不休息。所謂複合動作是指至少需要動到兩個關節的運動，像是深蹲（臀、膝、踝），推的動作（肩與肘），還有拉的動作（肩與肘）。3種複合動作可選自同一個動作分類，或可選自不同的動作分類，後者是很棒的全身鍛鍊。

將所選的三個動作，每一個都做完一定的次數，然後休息一下，再開始做下一個複合組。休息時間的長度可隨意，不過這會影響到鍛鍊的重點。較短暫的休息比較是鍛鍊肌耐力及心肺耐力，而較長久的休息期間則會養成較大肌力。

自創：你可以隨心所欲將上述各種技巧搭配組合，發揮無限創意。

11 訓練動作

接下來就是各位等待許久的本書精華所在：徒手重量訓練寶典。

這125種動作，許多都是我研發命名的，有的是少有人知的珍品，有的則是從傳統動作改良而來。說明文字詳細描述了單次動作。當然，你得要做很多很多次，好幾組，而各組之間必須休息。至於比較進階的運動員，每一組都應做到肌肉無力再也不能多做一下才行。

很多動作描述的最後會有「變化型」，是比較簡單的改良版，也會有「來點不一樣」的做法，更為有趣而富變化。隨著你能做完的次數逐漸增加，換做同一個動作較困難的變化型，然後再換做另一個更難的動作。

請牢記，每個動作不是只要求你使盡全力趕快把自己推起或拉起。緩慢、控制得宜的反向回復，也同樣會影響到肌肉的養成。

正確的呼吸，也是最佳表現以及安全上不可或缺的。一般來說，當肌肉收縮時你得吐氣，而肌肉伸展時得吸氣。譬如說，以伏地挺身為例：當你身體放低的時候（肌肉伸展）應該吸氣，當你推地而起的時候（肌肉收縮），應該吐氣。原則簡單。如果做爆發性動作需要用盡最大出力，像是負重的「舉臂單腳深蹲」、腳比頭高的單臂伏地挺身、跳板式伏地挺身或「蜘蛛人」，那麼就得用不一樣的呼吸法。這部分，請參見 MarkLauren.com 網站。

不過千萬要記住，做動作時最重要的不在姿勢、強度或者呼吸，而是安全至上。如果你選的動作要用到桌子、椅子、書架或其他此類平台，一定要百分

之百確定它們絕對穩固、耐用，足以支撐你的全部重量。

全部動作可分成四大類：推、拉、核心、小腿與大腿。如果你每週做四天，就可以一天針對一個部分操練。在最後，我還列舉一些超棒的全方位高強度運動，可以練到全身上下大部分肌肉。

動作名稱的下一行，會列出各個動作會練到的肌群名稱，依重要性順序排列。請記住，本書很多動作實際上練到的要比列出的還多得多。這和使用健身機和啞鈴不一樣，那些比較傾向於僅操練單一肌群，徒手重量訓練的動作將你全身肌肉組織起來，執行有實際效用的動作，包括穩定用的肌肉，什麼都不會少，而且不會不成比例。舉例來說，伏地挺身鍛鍊的不只是胸肌、肩膀及三頭肌，這和仰臥推舉大不相同。事實上，我有些學員完全不去做核心肌群的動作了，只需用我的各種伏地挺身變化型取而代之。而且，他們不論男女都擁有六塊肌呢。

每個動作也都標上1-4的數字，指出它所需要的體適能程度，1是比較簡單的動作，而4是比較困難的。這並不是說，頂尖運動員做標示1的動作沒多大幫助，而是需要做比較多次，或是用上述的各種方式增加難度。而且，有許多動作的數字並不固定，端看你是選用哪種變化型而定。這些數字只不過是建議參考值，一種指引。不應該只認為自己是屬於「1」或「3」，而設限只試著做那些標為某個數字的動作。

我鼓勵大家從這個百寶箱裡挑選，組合出自己專屬的健身課程，或是將這些動作與本來就在用的健身法做搭配。如果你在健身房已經有很棒的鍛鍊課程，在此將找到許多和健身房相同的動作，且鍛鍊到相同的肌肉，甚至更多，未來或許可以考慮不需要進健身房了。

如果你還沒有固定的健身規劃，或是想嘗試新的（或是喜歡照著一個單純、特定的課程來做，而不喜歡在那麼多種動作中慢慢挑選，那麼可以試試我設計的健身規劃（列於全部動作的介紹之後）。每週只需做4-5次，每次20-30

分鐘，每個循環10週。一共有四套課程針對四種不同體能程度的人士，全都是運用有科學根據的「間歇法」，確保你的體能逐漸進步，防止鍛鍊過度或單調乏味。

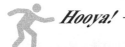 *Hooya!* --
各個部分大於全部總和

　　一次只用單側肢體做動作，是養成各項體能要素的最有效方法。這麼做可以糾正兩側肢體同時出力時被忽略、看不出來的任何不平衡狀態，且只用單側肢體所花的力量，大過兩邊同時出力除以二。這是因為當你同時鍛鍊兩側肢體時，會有一種保護機制發揮作用（雙側出力不足），阻撓某些動作單元，以避免你使盡全力而讓身體受傷。因此，單側的動作，像是單腳深蹲或單手「放我進來」，要比同樣動作以雙側肢體做更多次，或用更難的槓桿來做時，還要安全，而且效果更佳。 --

推的運動

　　大部分推的動作主要是針對你的胸肌、肩膀還有三頭肌。不過，只用你自己體重做這些動作的眾多優點之一，就是會同時練到許多別的肌肉。舉例來說，做伏地挺身和仰臥推舉不同，還能強化腹部與其他核心。事實上，一旦進步到去做更困難的變化型伏地挺身，像是半跳板式或單臂伏地挺身，就沒有必要去練核心肌群了。

　　這個部分專門討論推的動作，我們會從傳統伏地挺身開場，這裡關於伏地挺身的描述相當長，但還是有些不一樣的地方。而且，只要你學會其他變化型，就能夠了解到伏地挺身可以千變萬化。自認為自己做不來的，我會教你按部就班輕鬆練成。比較進階追求體能極限的人呢，可以換成其他動作，像是融合了瑜伽拜日式的「俯衝」；然後我會教各位怎麼做倒立和單臂伏地挺身，甚至是極度挑戰肌力的跳板式伏地挺身。在最後會討論幾個專門針對胸肌的動作，然後是三頭肌，最後則是肩膀與斜方肌。

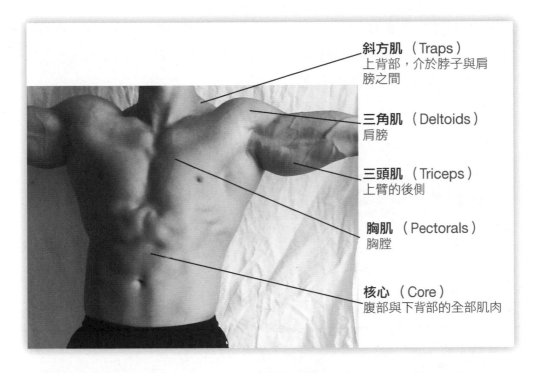

斜方肌（Traps）
上背部，介於脖子與肩膀之間

三角肌（Deltoids）
肩膀

三頭肌（Triceps）
上臂的後側

胸肌（Pectorals）
胸膛

核心（Core）
腹部與下背部的全部肌肉

搖椅式 Rocking Chairs
胸肌、三頭肌、三角肌、核心（1）

　　以傳統伏地挺身的開始姿勢為始，身體呈一直線，兩臂打直，雙手置於肩膀正下方貼住地面。然後用腳趾慢慢地把身體向前推 25 至 30 公分，保持手臂打直。再慢慢回到開始的位置。

　　想來點不一樣的嗎？同樣地，以傳統伏地挺身的開始姿勢為始，不過要把身體往下降到離地十多

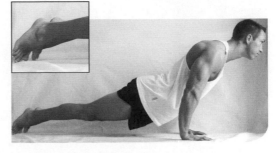

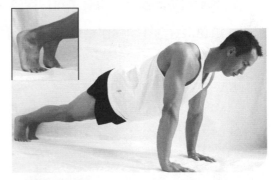

公分之處，就好像真的在做伏地挺身那樣。一旦降到最低的位置，保持身體與地面平行，用腳趾慢慢地把身體向前推 15 至 25 公分。看看你能這樣撐多久。或者，每一下結束時把伏地挺身做完。

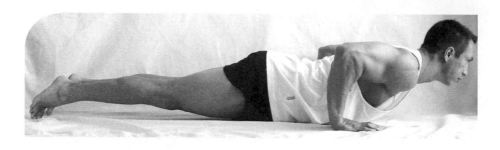

熊步 Bear Walk
肩膀、胸肌、三頭肌、斜方肌、核心（1）

將雙手放在地上腳趾前幾十公分處，然後開始手腳並用爬行。放輕鬆，很好玩。這個動作相當適合初學者，可以同時運動到許多肌肉。走一陣子你就會有感覺。這也很適合推的動作結束時來做，將上半身的力量全部用盡。

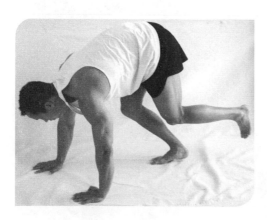

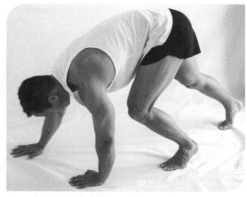

各式伏地挺身動作

用手臂把你自己或某個東西推往地球引力相反方向的動作，不僅可以強化胸肌，也會練到肩膀和三角肌。

不管是用哪一種伏地挺身動作，雙掌之間的距離如果小於肩寬就會更加著重三頭肌。若是真的想集中於三頭肌，那就要讓手指形成三角形（食指相觸且拇指相觸），而且整個動作過程都要保持手肘緊貼肋骨。

同理，雙掌之間的距離大於肩寬的話，就是更針對胸肌。

把腳放在平台上，任何伏地挺身動作都會變得更困難，而且會更著重肩膀。平台越高，困難度也越高，也更將焦點移到肩膀。

也許大部分的讀者知道傳統伏地挺身。以下解說是為了新手、做得還不太好、姿勢有待改善的人。所有健身動作都一樣，姿勢正確才能得到最大效果，對肌肉的作用也最大。請牢記，你現在不是在健身房，無須展現給他人看你推動的重錘有很多片，卻因而推不動或受傷。

傳統伏地挺身 Classic Push Ups
胸肌、三頭肌、三角肌、核心（1-4）

面朝下趴著，雙腳併攏，雙掌置於肩膀正下方。把自己推起來離地。整個動作過程當中，身體應保持為一直線。從足踝到脖子，不能有哪裡是彎的。尤其要確定千萬別讓骨盆下垂，或是臀部上翹。姿勢不良就表示核心力量不夠。身體中段要撐住！胸部要一直往下降，直到上臂至少與地面平行。所謂的完美伏地挺身，得要讓胸部碰到地面才行。

變化型： 如果你還無法做傳統伏地挺身，可以先開始把兩掌置於高台上，像是餐桌、櫃子、躺椅或沙發的扶手，或是靠在牆上。平台越高，越容易做。若

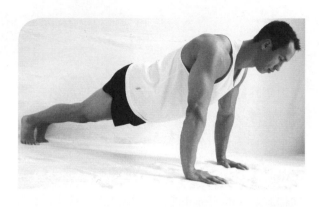

想逐步練成傳統伏地挺身，這方法要比你把膝蓋著地做伏地挺身更好，因為它有助於培養出必要的核心強度。

同理，雙腳放高就會變得更難，同時肩膀負擔也會更重。你可以把雙腳放在電話簿、咖啡桌或是床鋪上，放得越高，困難度就越高。

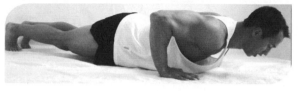

有個好方法可以進一步強化你的下背部（後腰），那就是在做伏地挺身的時候只用一隻腳著地，另一隻腳舉高懸空。你可以每組換邊或每次都換邊。

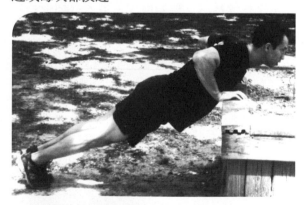

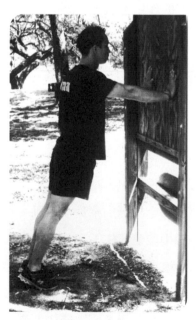

想來點不一樣的嗎？把兩腳放在任何不平穩的台面上，例如籃球。這做法有助於強化核心，同時動用到兩手臂更多的平衡肌。

不管腳放在哪裡，都可以在背上放額外重物，進一步增加阻力，比如說是裝滿書的背包。

寬手伏地挺身 Wide Grip Push Ups
胸肌、肩膀、三頭肌、核心（2-3）

和做傳統伏地挺身一樣，不過要把兩手之間的距離放得比肩還寬，因而將焦點移至胸肌。

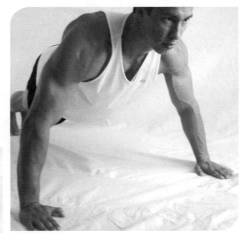

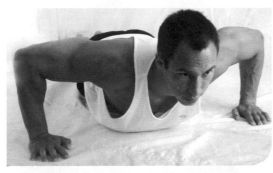

側肩伏地挺身 Shoulder Drop Push Ups
胸肌、三頭肌、三角肌、核心（2-3）

這個絕佳的運動，從全新角度刺激所有推的動作所需肌肉。和做傳統伏地挺身一樣，不過要把一邊肩膀放低，同時儘量保持另一邊肩膀越高越好。做同一邊直到沒力為止，然後馬上做另一邊。下一組時，再換邊開始。

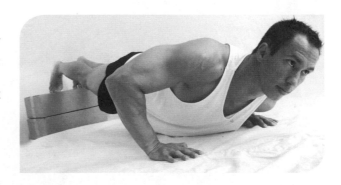

超伸展伏地挺身 Deep Push Ups
胸肌、三頭肌、三角肌、核心（2-3）

找兩個齊高的平台放手，如電話簿、一大疊紙、小凳子、裝滿東西的箱子，什麼都可以。或者，你可以用三個差不多高的椅子，一張放腳，然後兩手各用一張，讓你能在動作最低處把胸膛儘可能放低，降到兩張椅子之間，充分伸展胸肌以及三角肌。做一個傳統伏地挺身，但是將胸膛放低直到完全伸展，一直要維持身體呈一直線。

變化型：把腳放在一個較高的平台上，像是矮桌或是床鋪，以增加難度，這會讓動作做起來大不相同。

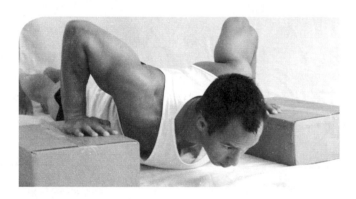

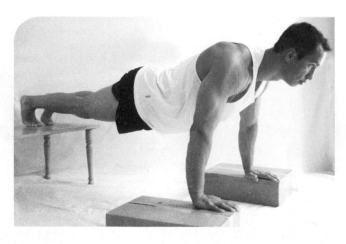

錯手伏地挺身 Staggered Hands Push Ups

胸肌、肩膀、三頭肌、核心（1-3）

如同傳統伏地挺身那般進行，不過一手稍比正常位置略往前，而另一手略為往後。每做一組就交換兩手的位置。這是很好的動作，對肌肉的刺激有所變化。

變化型：把腳或手放高，就可以讓此動作變得更困難或是更容易。

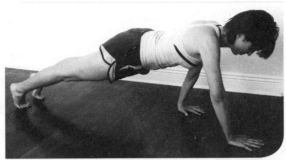

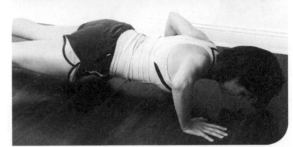

飛推 Shove Offs

胸肌、肩膀、三頭肌（1-4）

練爆發力的好方法！站在一個高台前方，像是寫字桌、壁爐架或窗台。接著往前傾倒，掌心朝下，用手抵住高台讓自己停住。在控制之下將身體放低，直到高台觸及胸部下側。儘快推開，力量要足夠到使你離開高台回復站立姿勢，但腰部不能彎折。

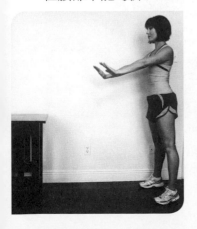

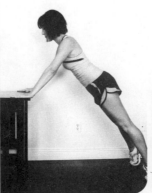

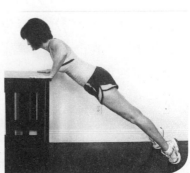

變化型：台子越低，推離時的難度就越高，也能練出更強的爆發力。

彈起伏地挺身 Bouncing Push Ups
胸肌、三頭肌、三角肌、核心（3）

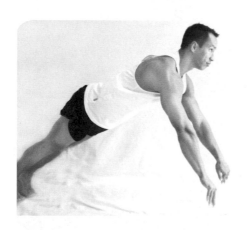

這個動作可練出具爆發性的肌力。如同前述傳統伏地挺身，但用力快速並將自己推開，讓動作最高且手臂打直時雙掌離地飛起。注意，落下來的時候，別用手掌觸地，而是要用指尖，接著掌心，然後手臂彎曲控制著讓身體往下回復原位，直到再次爆發往上。

想來點不一樣的嗎？試看看將電話簿緊貼著手掌外側或內側放置，由此開始做，推離開電話簿然後回來時讓手掌落在地面，反覆在電話簿和地面之間交替。

登山家 Mountain Climbers
肩膀、腹肌、核心穩定度（2）

以傳統伏地挺身的姿勢開始，保持頸部、脊椎、尾椎和腿呈一直線，而且手肘打直，手臂微向外轉，將手掌撐在肩膀正下方。保持身體其他部位全都原地不動，將左膝往胸部提高，並且著地。

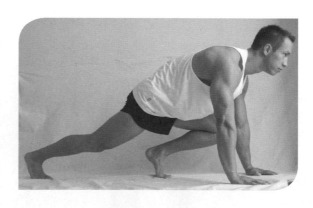

再將左腳「彈跳」伸直至開始的位置，同一時間將右腳往胸部提高，並且著

地。以相當快的速度反覆進行一段時間，或做滿設定的次數。這動作就好像是保持著伏地挺身姿勢的同時還要原地跑步。

籃球伏地挺身 Basketball Push Ups（3）

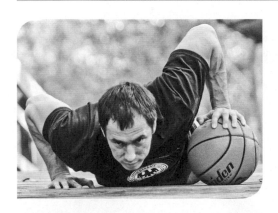

這動作特別著重你的穩定肌以及核心。做起來和傳統伏地挺身一樣，但有一隻手是放在籃球上保持平衡。沒有持球的那隻手，要將肩膀儘量往下壓靠近地面。持籃球的那隻手，只需下到籃球的位置即可。每做一組後，持籃球的手就換邊。

想來點不一樣的嗎？試看看兩手都放在同一顆球上，以特別加強三頭肌，或者每做一下都將籃球換手。你也可以將兩手分別置於不同的籃球上，身體放低直到完全伸展為止。

拖行 Pec Crawl
三角肌、核心、胸肌、三頭肌（3）

做這動作最好能找個平滑、堅實的地板。或是穿上厚而軟的襪子，或是將毛巾折起墊在腳趾下。如果沒有平滑的地板，可在地毯上做，但這時就得穿上運動鞋。

以傳統伏地挺身的姿勢開始，然後往前爬行，只用手臂的力量，拖著腳以蹠骨球在地上滑動（如果

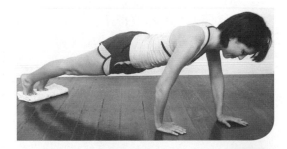
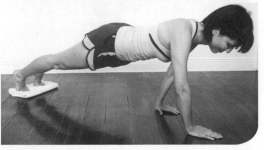

你是在地毯上做，那就將腳趾往後伸使得腳板朝上，拖著腳背滑動）。手肘可以彎，但不能超過 90 度。一直前進，直到肌肉沒力為止。如果你活動的空間很小，那就在快撞上牆壁前急轉彎。

半俯衝 Half Dive Bombers
肩膀、三頭肌、胸肌、斜方肌（3-4）

開始和做俯衝時相同（參見下一則），臀部翹高，手掌置於地面約腳趾前方一公尺處，手臂微向外轉並與背部呈一直線。把肩膀放低，然後胸部往地面快速「衝刺」，胸部來到兩手之間才停止，然後從這個位置後推，回復到開始的姿勢。這就像是「阿諾式推舉」（阿諾・史瓦辛格發明）的徒手重量訓練的版本，而且用到的肌肉更多。

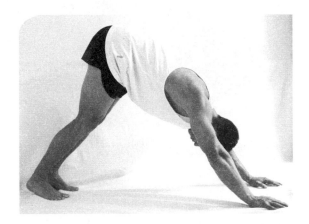

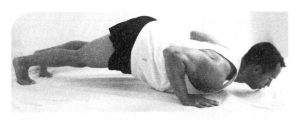

想來點不一樣的嗎？把腳移得更靠近手掌，就會使這動作更困難，把手放在腳趾前方五個手掌處試看看。很自然，手腳的距離越近，到了動作最低處，臀部會在空中略微翹高。你可以雙手握拳來做，讓動作有更大的彈性空間。用折起的毛巾墊在拳頭下會舒服些。

俯衝 Dive Bombers

胸肌、三頭肌、三角肌、核心（3-4）

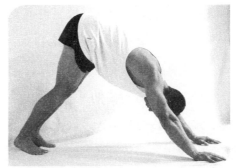

這種改良版「印度式伏地挺身」融入了瑜伽的拜日式。它可增大你的胸肌、三角肌與肩膀，在健身房裡絕對找不到這種東西，而且還可以增加脊椎柔軟度並強化核心。

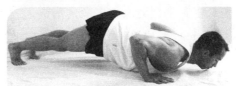

腿打直，兩腳打開約與肩同寬，彎腰讓手掌貼地，約在腳趾前一公尺左右的地方，就像要做傳統伏地挺身時一樣。但和傳統伏地挺身開始時身體呈一直線懸在地板上不同，而是把手臂打直與背部呈一直線。

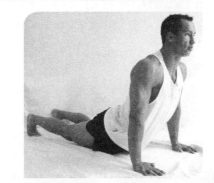

胸部挺出，上半身以一弧度衝刺，使胸部幾乎要擦到地板（就像傳統伏地挺身最低處那樣），接著把頭與肩往上移，越高越好，直到背部完全弓起，而且眼睛直視前方，骨盆離地面僅有幾公分。如瑜伽動作的上犬式。

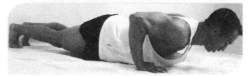

把剛才的順序反過來做動作，再度將胸部掃過地面（又回到傳統伏地挺身最低處的位置），要到這時才將身體往後推──這是最困難的部分──直到手臂打直並且和背部呈一直線，而且臀部再度回到空中，成為倒 V 字型。動作期

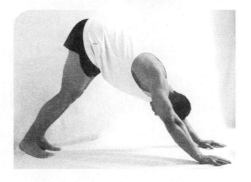

間保持背部反曲，有助於拉長脊椎，並且強化大腿後肌和小腿。

變化型：若將雙腳分開得比肩寬，做起來就會比較容易。如果把手掌放在像是茶几之類的高台上，又更容易得多。

此外，最低處的姿勢，背反弓且胸部和眼睛朝前，如果這部分的動作對你來說太難或已沒力的話，可直接將臀部抬回空中，而不必將整個動作反向做一遍。這有點像是將啞鈴往前平舉，但用到更多肌肉，對於鍛鍊前三角肌很有效。做完一組俯衝已經沒力之後再這樣來個十下，是個絕佳的收尾。

想來點不一樣的嗎？只用一隻腳著地做俯衝。

半跳板式伏地挺身 Semi-Planche Push Ups
全部的上半身肌肉，特別著重胸肌、肩膀、三頭肌和核心（4）

做這動作之前，要確定你已經適度熱身過了。

面朝下趴好，腳趾點地，將雙掌放在靠近腰部的位置，掌心向下，使得手指往後朝著腳趾。把身體撐起直到手臂打直。只有手掌以及腳趾尖端著地。此處的重點在於要儘可能向前傾，腰部略彎但保持背部為直線。做這個動作的時候腳趾會往前滑個十多公分，所以最好穿上襪子或鞋子以保護腳部。接下來在控制之下把軀體放低回到地面。

想來點不一樣的嗎？找個不太高的台面（像是電話簿）墊腳。隨著你越來越強，逐漸增加台面高度。

你也可以試看看維持只有單腳著地，另

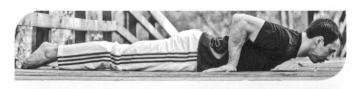

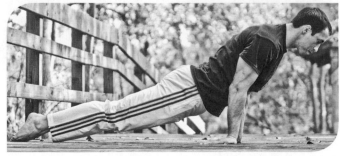

一隻腳舉在空中。往前傾，放在著地那隻腳的重量越少越好。隨著你做這些伏地挺身越來越得心應手，最終能夠把腳舉離地面，也就準備好做終極的伏地挺身：跳板式。

跳板式伏地挺身 Planche Push Ups（4）

鍛鍊全身上下全部肌肉，特別著重胸肌、肩膀和核心。這就是終極的伏地挺身。

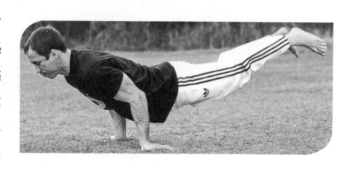

和半跳板式伏地挺身一樣，絕對都要先充分熱身。臉朝下趴下，腳趾點地，掌心向下，並將手掌放在靠近腰部的位置，手指往後對著腳趾。保持身體為一直線，把整個人推起離開地面直到手臂幾近打直。除了兩手掌之外，都不要碰到地。在控制之下把身體放低回到地面。

單臂伏地挺身 One-Arm Push Ups

鍛鍊幾乎全身上下全部肌肉，特別著重肩膀、三頭肌、胸肌、腹肌、斜腹肌和後背（4）

最佳健身動作之一。但很不幸，這不能單憑蠻力完成。這動作和其他種類的伏地挺身不一樣，無法只靠熟練自然而然進步。我見過許多人可以連續做 80 下姿勢完美無缺的伏地挺身不休息，卻沒有足夠強度與協調性做一下正確的單臂伏地挺身。所以說，如果現在一下都做不起來也別失望。我會教各位怎麼練起來。

首先一定要好好熱身，做一組一般的伏地挺身。剛開始練單臂伏地挺身的時候，最好是先把手放在高台上，像是椅子、桌子、櫃子或窗台。然後，隨著你變得比較強了，手放的位置逐步調低，直到最後是兩掌著地。

身體往前傾並把雙手放在前方的平台上，就和做傳統伏地挺身時一樣，不過

兩腳要打開比肩膀更寬，而且雙掌間的距離要比肩寬更近些。接著抬起一隻手放在背後。用到的那隻手要把手指張開，協助平衡。一定要隨時保持肩膀與地面平行，儘可能快速往下，然後推回原位。

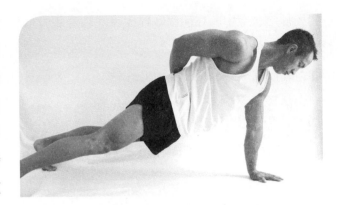

用力的那隻手，必須保持手肘緊靠著肋骨。讓重量集中在手掌外側，小指下方。而且要十分專注，保持肩膀張開並遠離脖子。整個動作過程，都應保持腳趾張開均衡受力。

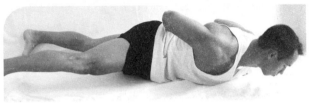

因為這個動作的特殊之處就是會對軀體中段施加強大的扭力，也因此可大幅強化你的腹部和下背部，所以感覺起來很不尋常。重點在於：儘量維持軀體中段不動。自然狀態下身體會扭轉，但絕對不能隨它轉！身體不再是各個部位加總起來，而應該要是一個整體──每條肌肉都與相鄰的肌肉緊密相繫。各個部位都要繃緊。全身上下從手指尖到腳趾都要固定不動。把放在背後那隻沒有出力的手握拳也會有所幫助。

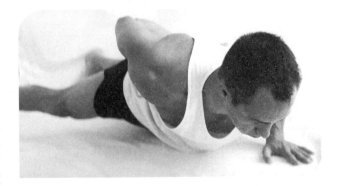

為了強化核心並且避免受傷，開始做第一下之前吸個半飽並把氣憋住。接著收緊臀部和腹部，恥骨略微內縮。這做法可讓下背部的肌肉出力並保護脊椎。

一直練習，直到你能夠把身體放低到胸部幾乎要觸及地面。一旦左右手都能好好做五下，就找個比較低的平台繼續練。

和其他新學而且困難的複合動作一樣，成功的要訣就是大量密集、輕度的練習。試看看在一天之中分散開來做 10 至 15 組，每天都做，但只做會做到沒力的一半次數。放輕鬆做。這時是要訓練身體把姿勢做好，而不是要把肌肉操到爆（目前為止是如此）。一旦你可降到地面的低點，就可以開始真正的鍛鍊了，和任何動作一樣，做到沒力為止。

想來點不一樣的嗎？把腳放高，可增加難度並更針對肩膀鍛鍊。或者試看看把著地那隻手同側的腳也舉在空中。你也可以試著做單臂俯衝！

展翅 Pec Flies
胸肌、核心、肩膀（4）

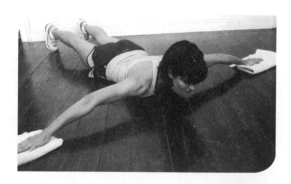

你得要有平滑、穩固的地板，並用兩條小毛巾折成手掌大小。

開始時面朝下躺著，兩腳打直，腳趾頂在地面上向著前方，而且雙臂往身體兩側伸展，讓身體呈十字而掌心朝下，兩手掌各壓著一條毛巾。

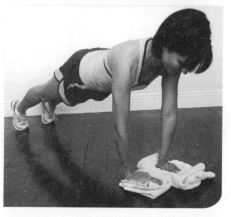

儘可能保持手臂打直，將手掌滑向中央靠攏。當你推離地面而起的時候，身體應維持挺直，腰部完全不可以彎折。

慢慢地，在控制之下，兩手滑動打開直到胸膛幾乎要觸及地板。整個過程中，試著儘量讓手肘的彎曲越少越好。

三頭肌動作

上臂有三分之二是由三頭肌構成，其餘部分則是二頭肌。所以說，不論你是男子漢想讓襯衫袖子塞滿肌肉，或是女孩子想擺脫蝴蝶袖，或其他要求，都能在此找到合適的動作。

坐姿撐體 Seated Dips
三頭肌（1-3）

找一個高度約在膝蓋與腰際之間的水平台面。這個台面越低，動作的難度就越高，但不可比膝蓋還低。桌子、椅子、躺椅或沙發扶手都很好用。背對那個台面，手掌置於身後壓在台面邊緣的位置，指節朝前。雙腳一直往前走，直到能夠在你前方打直，且臀部距台面僅約十公分左右。

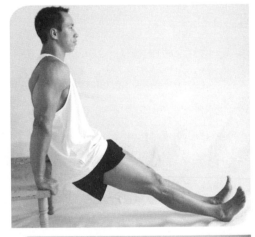

身體直直放低，只有手肘和肩膀可以彎曲，直到上臂與地面平行，充分伸展三頭肌。前臂應與地面垂直。背部應該保持距台面十幾公分左右。把自己推上來回到原位，直到雙臂均再度打直為止。

變化型：你可以將膝蓋彎曲、雙腿拉近，整個腳底貼著地板，讓這動作

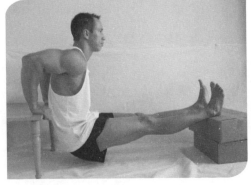

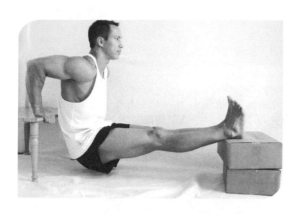

變得較為簡單。

　　想來點不一樣的嗎？兩腳放高，置於椅子、箱子、床鋪、桌子或其他台面，讓動作的難度增加。也可以在大腿上加些負重。

側躺三頭肌伸展 Side Triceps Extensions

三頭肌，次要針對斜腹肌（3）

　　右側躺，身體呈一直線。舉起右手並抓住左肩，以致右手臂彎曲抱在胸前。左手掌貼地，指尖朝向頭側，置於肩膀正下方。只有腰部彎曲，將上半身推起離開地面，直到左手臂完全打直。控制好，慢慢放低身子回復開始的姿勢。做完一組之後，翻過去換另一邊。

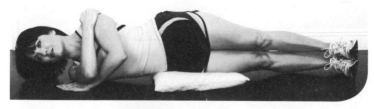

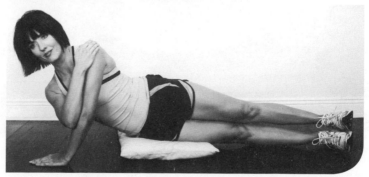

蟹行 Crab Walk
鍛鍊差不多整個背部，特別著重三頭肌（1）

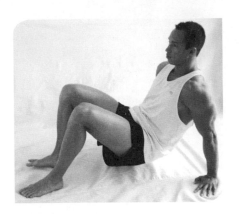

一開始，坐在地上兩膝彎曲置於前方。雙掌的掌心朝下貼地，分置體側左右兩邊，把你的身體推起來臀部離地。接著開始「蟹行」，可往前進，也可往後移動。

舉臀 Hip Raiser
三頭肌、肩膀、臀部肌肉及大腿後肌（2）

坐在地上，背部挺直，兩腿往前平伸。雙臂置於身體左右兩側，手掌平放在臀部兩邊的地面上。

保持手臂打直，把骨盆往上抬高，並讓腳板平貼地面，膝蓋呈 90 度並在腳的正上方，而你的身體保持一條直線——從肩膀往下一直到臀部與大腿。頭往後，看著天花板，小腿肚使勁繃緊。撐住並維持這個姿勢三秒鐘，然後再緩緩回到起始位置。

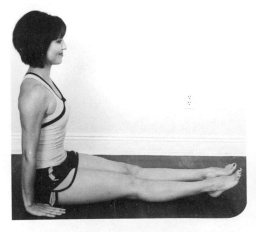
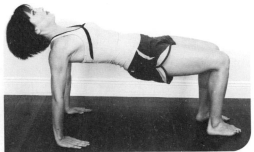

舉腿 Air Plunges
三頭肌、下腹部（3-4）

背部貼地仰躺，雙臂放在身體左右兩側推地。把兩條腿舉高直到與地面垂直。手臂出力推地，將臀部儘量舉得越高越好，保持腳尖朝上。慢慢讓臀部回復原位。

想來點不一樣的嗎？ 臀部舉到最高點的時候，撐住三秒鐘不動，然後再放低。

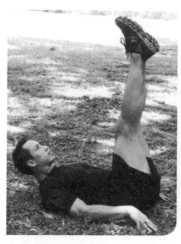
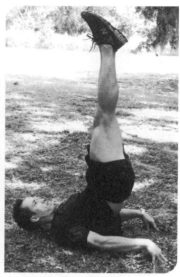

窄手伏地挺身 Close Grip Push Ups
三頭肌、胸肌、肩膀、核心（2-4）

和傳統伏地挺身一樣，但雙掌要靠近得多，相距約為一或兩個手掌寬。在動作來到最低位置的時候，要確定手肘夾緊。腳擺放得越高，就會越為困難。如果將兩掌置於高台，那就會比較容易。

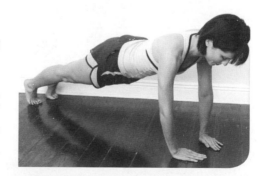
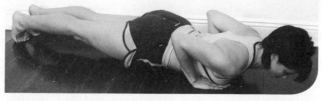

中國式伏地挺身 Chinese Push Ups
三頭肌、三角肌（2-4）

　　腳踝併攏站好，往前彎腰，雙手貼地，放在腳趾前方約一公尺左右處，拇指張開，其餘四指併攏做出一個三角形。兩手食指應輕觸。臀部彎折，使得上半身與兩腿之間形成 90 度夾角。除了手臂之外維持全身不動，背挺直而且臀部翹高，彎曲手臂，直到額頭幾乎要碰到兩掌之間的地面。整個過程中，在舒適的前提下儘量保持雙腿打直。然後再出力推回原來位置。

　　變化型：把手放在高台上，可讓這個動作變得比較簡單。腳放在高台上，則會變得比較難。不管如何變化，要確定臀部翹高，而且上半身與下半身呈 90 度。

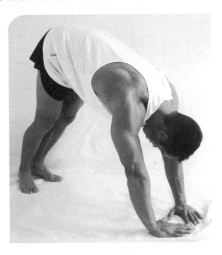 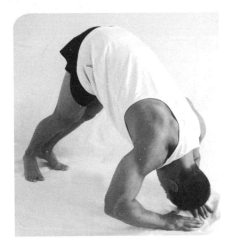

夾手伏地挺身 Get In Line
三頭肌、核心、肩膀、胸肌（3-4）

　　這動作也和傳統伏地挺身一樣，但有個很大的差別：你的雙掌置於同一條垂直線上，而不是水平放置。一手要放在胸骨下方，另一手則在額頭下方。整個動作過程中，要保持手肘貼住夾緊，想辦法把身體持續放低直到胸部觸及下方手。你可以在組間換手，或是各組交替雙手。

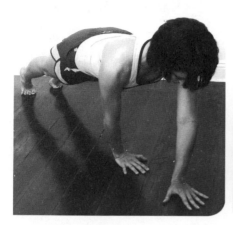
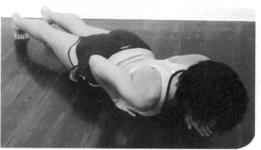

變化型：若想容易些，可將雙手擺放的位置大致形成一垂直線，但並沒有絕對對齊。想像地上有條看不見的垂直線由上而下切過你的身體正中間。兩掌剛好分置這條線的兩旁：右手在線的右側，左手在線的左側。在開始做這動作之前，要練很長一段時間，直到練出雙掌垂直對齊所需的肌力與平衡。

想來點不一樣的嗎？如果你是右手置於胸骨下方，那就將左腳舉高，離開地面或是放在你所使用的平台上。換手時，舉高的腳也要換邊。兩腳都擺高放在茶几之類的平台上，感覺也會很不同。

平台三頭肌伸展 Surface Triceps Extensions
三頭肌、核心（3-4）

這是完全伸展並強化三頭肌的最佳運動。

找個約與腰齊高的固定水平台面，像是平穩的椅子、沙發，或是圖中所用的躺椅扶手。正手按在台面上，兩掌相距約略與肩同寬。雙腳儘量往後退，直到手臂與雙腿伸直，並能支撐你的體重。身體要比做伏地挺身的位置更往後退一些，腳跟抬起。

然後手肘彎曲並將身體放低，直到比手掌還低，整個動作過程中都要保持身體完全打直。腳放的位置要退得夠遠，好讓頭不會撞到台面。若你已來到三頭肌伸展極限的位置，便將手臂用力向前推，把身體舉高，回到一開始的姿勢，臂膀鎖緊打直。

保持身體中段緊繃，避免彎腰。動作時手肘必須直接指向下方。絕對不要放鬆而讓手肘往旁邊打開。

變化型：初學者應嘗試用與臉同高的東西做看看，像是櫃子或壁爐架的頂端。所用台面越低，動作的難度就越高。

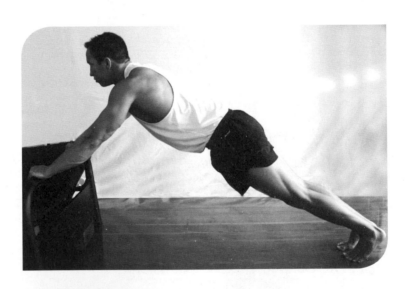

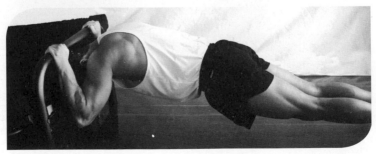

懸撐體 Dips
三頭肌、胸肌（2-4）

　　找任何兩個穩定的台面，相距約 60 至 90 公分或移動擺成這個距離。這兩個台面的強度要夠堅固，以支撐你全身的體重，而且應該高度相同（或至少相當接近），約與腰齊。料理台、床柱、書桌、櫃子、窗台或堅固的椅子都可以。

　　兩掌分別置於兩台面上，手臂伸直鎖緊於身體兩側，膝蓋彎起，讓身體懸於兩平台之間。儘量將身體放得越低越好，並且保持兩膝不要碰到地，然後再把自己推起回復原位。再強調一次，只能彎曲手肘和肩膀。確保兩腿不要前後擺盪。

　　所用的兩個平台不等高也還好。舉例來說，有時我會一手放在壁爐架上，另一手放在椅子上。只是可別忘了每做一組就應該換邊。

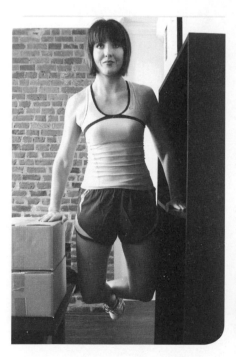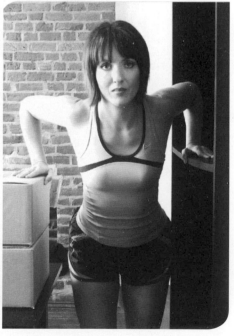

變化型：你可以用腳輕推地面，幫自己的身體推起，這樣就會比較好做。或是在身後放張椅子，膝蓋彎曲，靠在椅子上協助將身體推起。如果可以的話，試看看在做反向動作的時候將雙腳抬離，控制自己回往降的過程。用這個辦法可以逐漸累積肌力，到最後不需輔助就能完成動作。

想來點不一樣的嗎？你可以背放了重物的背包，讓這個動作更加困難。

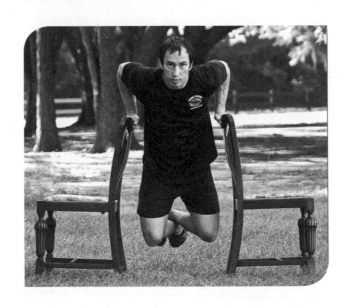

反弓挺身 Inverse Push Ups
三頭肌、斜方肌、三角肌、臀部肌肉、下背部（3-4）

背部著地仰躺，兩腿彎曲，膝蓋指向天花板，腳底平貼地面。雙手置於頭側，讓手掌平貼地面，而且手指對著腳的方向。手肘應朝上、朝外。

把整個身體推起，使臀部離地，手臂幾乎打直。背部反弓，直到肩膀、上胸部分和手臂呈一直線。

慢慢把身體放低，直到背部再度碰到地板。

要記得，離地而起時要吐氣，回到地面時要吸氣。

想來點不一樣的嗎？你可以把這個動作轉變成很棒的三頭肌運動，方法是在最高處撐住，僅僅將頭放低回到地面，如圖所示，然後再把自己推起，設法做越多次越好。

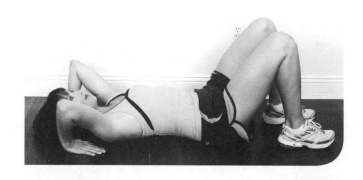

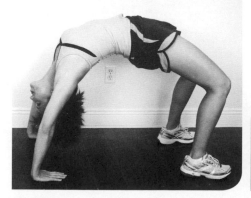

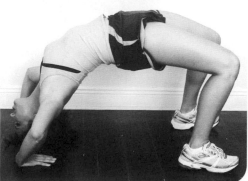

肩膀動作

肩帶（shoulder girdle）的主要構成有斜方肌，以及後三角肌、側三角肌和前三角肌三條不同肌肉。只有這三條肌肉全部練好，才能練出強而有力的厚實肩膀。

轉肩 Arm Rotations
肩膀（1）

在做最為激烈的動作之前或之後，這是個很好的肩膀熱身及緩和伸展運動。對於不論是因為受傷還是年老，而才開始重拾運動的人來說，也很適合。

站好，手臂往身體兩側平伸打直，繞小圈或繞大圈。往前轉十圈，然後反向轉十圈。

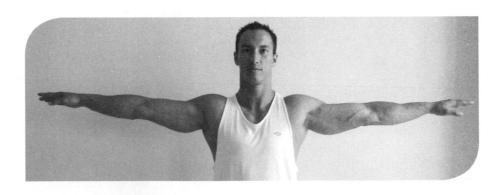

變化型：手臂往身體前方伸直並打圈，會將焦點移到前三角肌。如果背打直，身體向前傾，手臂往左右兩側張開，然後小幅度地上下動，強調的則是後三角肌。你也可以把雙手舉高，旋轉肩膀。

軍式推舉 Military Press
肩膀、三頭肌（2-4）

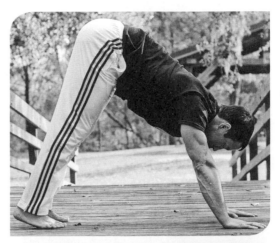

類似中國式伏地挺身，不過兩掌的距離與肩同寬。

想來點不一樣的嗎？雙手放在高台上，讓頭能夠降得比手掌還低，就可以增加動作的範圍。譬如，你可以拿張椅子放在沙發或躺椅附近，手放在沙發或躺椅的扶手上，腳放在椅上，臀部翹高，腿和背都打直。然後把肩膀放低，直到沙發或躺椅的扶手碰到你的頸子。

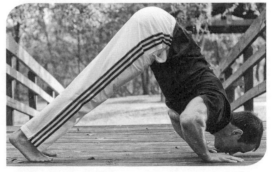

你也可以把腳放在椅子上，兩手再分別放在另外兩張椅子上，讓動作到最低時，頭與肩下到那兩張椅子之間。或是在地上放幾個裝滿東西的盒子、字典或電話簿來運用。

屋頂著火 The Roof Is on Fire
肩膀、三頭肌、胸肌（3-4）

這動作主要鍛鍊你的肩膀，次要針對胸肌與三頭肌。看起來也許沒什麼，等你試過才知道厲害。

先單做一個姿勢正確的伏地挺身。

雙膝跪地。

手掌直直往上抬起 4 次，就像是要把一個隱形的重物從肩頭往上推舉。

做兩個伏地挺身。

將雙掌往上推舉 8 次。

持續這樣進行下去，每次增加一下伏地挺身，組間將手掌朝上高舉的次數則以 4 的倍數增加。譬如說，如果做到 7 下伏地挺身，接著就應做 28 個抬手。

當你再一下伏地挺身都做不了的時候（而且你的三角肌痛得要命），反過來依次遞減回到只做一下。同樣地，抬手的次數為伏地挺身次數乘以四。舉例來講，如果你能夠做到 6 下伏地挺身，但接下來第 7 回勉強做完，接著就做 28（7×4）次的抬手，然後往回減成 6 下伏地挺身，然後 24 次抬手，接著 5 次伏地挺身，20 次抬手，依此類推，直到減成單獨一下伏地挺身以及 4 下抬手，這樣就結束啦！如果你可以做到 7 下伏地挺身，那麼整個運動時間差不多要花去十分鐘。你變得越強，所花的時間就越久，因為你能做到更多下的伏地挺身與抬手。

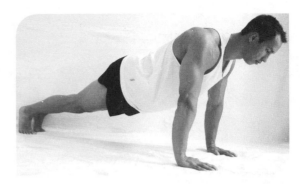

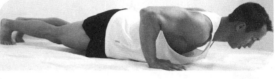

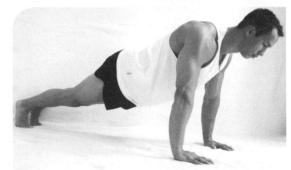

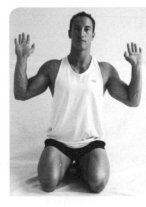

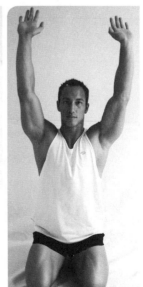

推舉過頭 Overhead Press
肩膀、斜方肌、三頭肌（1-4）

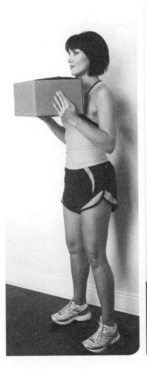

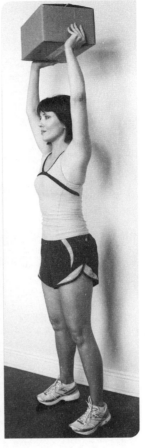

我承認，這並不算是徒手重量訓練，不過這可以拿家裡的東西輕易完成。

兩腳與肩同寬站穩，抱著一個重物，像是裝了重物的背包或裝了東西的盒子，抱在胸前。你甚至可以用像是大扶手椅之類的東西，握著它的扶手反過來拿。重物越是不好平衡，你越需要用到肌力。東西的重量不同，當然就能改變此運動的強度。

腹部縮緊、背部挺直，然後撐起重物直直往頭上舉高，直到手臂伸直為止。

動作達到頂端時，儘可能高聳肩膀，縮緊撐住 1-2 秒。

控制好力量，將重物放低回到胸前。

想來點不一樣的嗎？試試看在深蹲、前弓箭步或後弓箭步，或是保加利亞式分腿蹲的動作最低處，做這個推舉過頭。

拇指向上 Thumbs Up
後三角肌、下背部（2-3）

臉朝下平躺在地上，雙臂往兩側伸展。讓兩手握拳，拇指向上。接著把肩膀和頭抬起離地，並且將兩側的手臂儘量舉到最高。連續做很多次，在動作最高

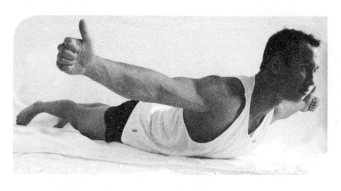

位置撐住手臂不動，用力擠壓你的肩膀，每次撐個三秒鐘。

想來點不一樣的嗎？試試看只將雙臂推高撐到不行為止，然後放鬆十五秒再做下一次。

側舉 Lateral Shoulder Raises
肩膀，特別針對側三角肌（1-4）

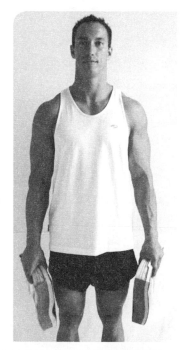

　　雖然這些動作最好是握著某個重物來做，但重點在於姿勢要正確，這樣即使很少的重量也會讓你的肩膀累到爆。依據你的肌力握個東西，罐頭、牛奶瓶、裝滿的購物袋、裝滿水的水桶，都可以派上用場。

　　兩腳與肩同寬站好，手臂垂在身體兩側。保持手肘打直，掌心朝下，直直將手臂往兩側舉起，到與肩同高。在動作最高處，拇指稍稍指向地面。撐住二秒鐘不動。接著緩緩將雙手放低回到身體兩側，反覆多次。

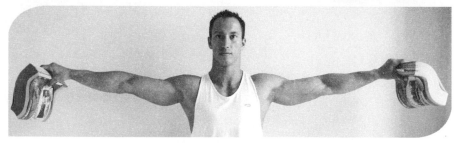

變化型：若要鍛鍊斜方肌，將移動的範圍拉大，手臂完全伸展180度，雙手（或湯罐、手瓶等）在頭頂上相碰。手伸高超過與地面水平的角度時，手腕要旋轉讓拇指朝上。

前彎側舉 Bent-Over Lateral Raises
肩膀，特別針對後三角肌（1-4）

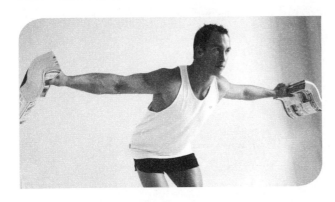

要好好做這些動作，不需握很重的重量。此動作和側舉相同，但腰部前彎約45度，背部打直。做這運動的時候，要確定在動作最高位置時專注收緊肌肉。想像自己兩塊肩胛骨之間緊緊夾著顆高爾夫球，每次收緊撐個1-3秒鐘。這個動作很適於培養後三角肌，而這正是鍛鍊肩膀的重要關鍵。肩膀若是練得好，從側面看應該呈現心形，但這相當罕見，因為大多數人都忽略了後三角肌，反而只針對側三角肌和前三角肌。

變化型：你可以坐在椅子、沙發或床鋪等平台的邊緣處來做這個動作。要確定背部保持挺直（胸膛挺起），而腰部前彎約45度。

前舉 Front Shoulder Raises
肩膀，特別針對前三角肌（1-4）

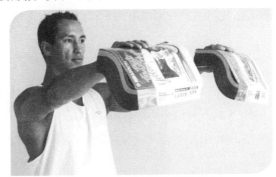

和側舉相同，只不過是將兩手臂往身體前方舉起，直到與臉同高。

聳肩夾緊 Shrugs and Kisses
斜方肌、側三角肌（1-4）

站好，手臂往左右兩側平伸（就像被釘十字架那樣）。僅僅把肩膀往耳朵方向聳起，高到幾乎不可能那麼高並撐住 5-10 秒。使勁收緊！然後肩膀放低，仍保持手臂平舉，這樣反覆多做幾次。

想來點不一樣的嗎？拿著大罐的牛奶、水瓶、電話簿、湯罐頭、木塊、裝滿石頭的背包，或其他什麼東西都可以。

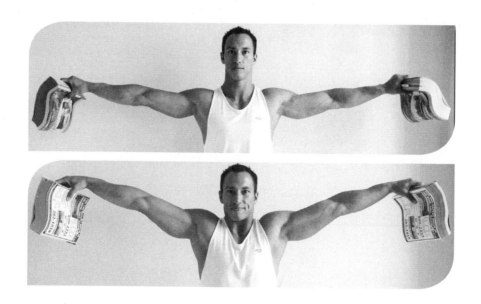

倒立挺身 Handstand Push Ups（4）

所有這類動作的老大。雖說這運動幾乎用到身上每一條大肌群，但主要是針對肩膀，次要針對三頭肌及核心。

基本上，你等於是用自己的體重來做「軍式推舉」。你要先找到一面牆，可以在上面稍稍留下一些痕跡也沒關係（比如像是屋子的外牆），不然做這動作

時就得穿著襪子或無踩痕的鞋子。光腳雖然也會留下污漬，不過很容易清理。

背對著牆，手與膝蓋著地，使得兩掌距牆壁約 90 公分，而且腳踝抵住後方牆面。一次動一條腿，往身後牆上移位，然後往上走得越高越好。手肘打直，全身只有手掌著地。接著雙掌往後走向牆面，直到離牆約 30 公分，隨著你把身體貼近牆壁的同時，讓腳直順著牆面住上滑。這時就應為標準的倒立姿勢，從手到腳，身體呈現完美的直線。

彎起手肘，以緩慢而且控制好力量的動作放低，直到頭幾乎觸及兩手之間的地面。再把自己推高起來，直到手肘打直。每一次重複動作，都要維持上半身挺直，核心也要繃緊，避免讓將背部拱起。

結束倒立姿勢有好幾種方式。你可以保持臀部在空中，只把兩腿同時往旁邊一盪，然後站起來，幾乎就像是在做側翻那樣。或者，如果你還有力氣的話，可以用手走動遠離牆壁，讓兩腳走下壁面，不過就是把倒立起來的方法反過來做而已。

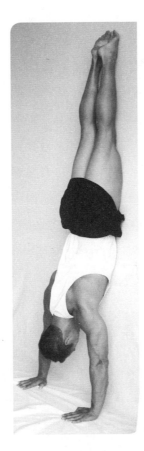
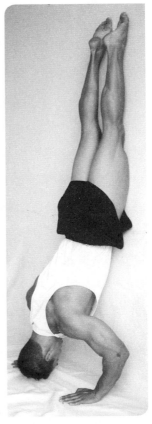

要是一般的倒立挺身對你來說太難了，而且你還需要去習慣頭部發脹的感覺，那麼可以試試讓自己只撐著保持靜態靠牆倒立一段時間，例如維持個15-30 秒。

變化型：若要專注培養三頭

肌，就把雙手靠近些，用手指形成個三角形。你也可以試看看以倒立姿勢做聳肩運動，更加著重養大胸肌。

　　一旦你做倒立挺身相當熟練，可以試試靜態的單手倒立。一隻手放在頭的下方，另一隻手舉起離開地面。保持這個姿勢越久越好，然後換手。做動作時兩腳跨開會很有幫助。這動作需要強而有力的肩膀和穩定的肌肉。

　　想來點不一樣的嗎？身體一直放低，直到鼻子輕輕觸及地面。

　　當你練得夠強了，可以把雙手放在高起的平台上，像是電話簿、木塊或椅子，進而增加動作的範圍，讓頭往兩平台間的空間儘量降得越低越好。務必要確定所使用的平台非常穩定牢固。

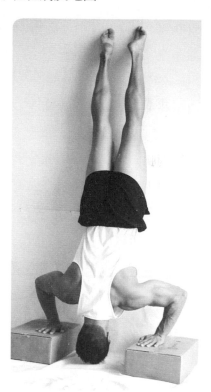

　　試看看面朝外來做倒立挺身。一開始先站好，面對牆壁。彎腰把雙手放在離牆面約15-23公分處，手指對著牆，然後兩腳一蹬舉高。如果可以的話，試著保持控制住兩腿的動作，別讓足踝去撞牆。這種靠壁的方法可以讓你練到最終不需要牆壁的輔助。就和一般的倒立挺身一樣做動作。結束這種有輔助的倒立姿勢的方式是，調控好力量，一次將一條腿放回地面，就可以站起來。

像腿一樣強壯的手臂……

倒立訓練

　　是不是想過要練倒立呢？這是個有趣的好方法，同時又能極度鍛鍊肩膀肌力。

　　倒立最適於用來養大肩帶的每一條肌肉。當然，對一般人而言，倒立並非自

然就會。因此，接下來我要教你如何練成倒立。這要很認真地練習，然而訓練並非只是達成目標的手段，它還能帶給你真正想要的結果。到最後，學會倒立不過是蛋糕上的糖霜裝飾罷了。你投入了努力和時間，得到的回報將會有：壯碩的胸肌、寬闊的肩膀、厚實的三頭肌、更好的平衡感以及更棒的協調性。

就讓我們一步一步走下去……

第一步：首先你得要練好徒手重量訓練的軍式推舉。如果你還不太熟，請參閱前文關於軍式推舉的說明。保持兩掌與肩同寬，腰部彎 90 度，成倒 V 字形。請記住，手掌相對於腳的位置越高，動作就越是容易。如果需要的話，一開始腳站在地上，手放在高台，像是茶几。隨著你越練越強，再慢慢找更低的平台，直到最後手也能放到地上來做。

第二步：現在你已準備好可以把腳抬高了。持續練習，力量越大腳就越放越高，直到最後能夠踏上牆面，並且成為有輔助的倒立姿勢。

第三步：這時已經完成一半了。接下就靠著牆壁的支撐來做倒立挺身，先試練背牆的倒立，然後練面牆的倒立。練習這種倒立時，試著持續做上三分鐘。你可以用時鐘，或就這樣倒數，不過要避免越難時就數得越快。

第四步：一旦靠牆支撐的倒立做得熟練了，就來練靠牆的單臂倒立。兩手來回交換，直到做滿整整三分鐘。

第五步：現在你已有足夠的肌力，可以挺得住無輔助的倒立。這時就要練所需的平衡。對大部分人來說，這是最困難的部分。但只要有耐心與毅力便可克服。

首先，在牆邊練習挺住倒立，如果不成功還有得靠。兩掌置於距離牆壁約 15 公分處，手指朝著牆面，雙腳一蹬舉起。設法控制住腳的動作，別撞牆。然後，輕輕踢開遠離牆壁，試看看挺住無輔助的倒立，儘量越久越好。一開始，可能只有短短幾分之一秒。持續將足踝踢開牆面，試著實際感受所需的平衡。剛開始會覺得似乎不可能成功。不過只要練習、練習、再練習就對了。要做很多倒

立練習，不必太難，但次數要夠。

　　要想倒立，需要很多的平衡和協調，而輕度、持續、頻繁的練習更能培養出這些技巧，更甚於不經常且費力的練習。也許你可以有個特定地點或牆面用來做倒立訓練。藉此養成習慣，每次經過那個位置的時候就試著做一下無輔助的倒立，每天差不多 5 至 20 次皆可。

　　練習保持對腳的控制。兩腳併攏且腳趾直直朝上。這除了可以讓你的倒立姿勢更好看，不讓腳亂動也能夠得到比較好的控制。

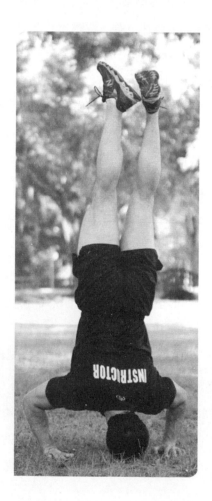
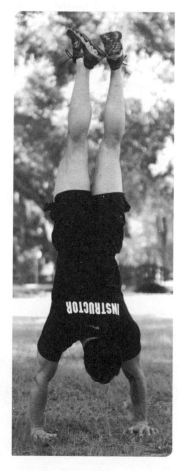

　　當你可以挺住好幾秒無輔助的倒立，這時就不需要靠牆了。確認要在地毯上練習，因為你有可能會跌下來。你得先學會怎麼回復原來的位置而不會受傷。這就表示一旦失去平衡，要盡快做個前滾翻。若要做前滾翻，調控一下力量，手肘彎曲，下巴縮緊，兩腳放軟，往前翻轉，先是臀部著地，然後腳再下來。

　　與背牆把腳舉高靠上去的方法一樣，你也可以用這種方式做倒立，只不過現在沒有牆了。練習時，特別要留意腳和頭的位置，那會影響到你的平衡。再次強調，每天花一點時間試著做看看，別擔心練得不夠。耐著性子慢慢來。

　　只需持續練習把腳踢離地面舉高，然後試著挺住，一做再做直到沒力為止。這就是很好的運動。即使你只能到定位撐個幾秒，甚至連撐都撐不住也沒有關係。繼續做下去。學會之前免不了要跌跌撞撞。試著做然後跌倒，試著做然後跌倒，然後再試。我也是這麼學會騎腳踏車的。你不需要有個人幫你扶著。你需要的是一股傻勁的執著。關鍵在於持續不停的訓練。到後來，你跌的次數就會越來越少。某一天，你就學會了。你將會成為百萬取一的頂尖——世上少數可以挺住無輔助倒立的精英人士。

　　至此，只剩下雙手前進有待挑戰了。等到你也能做到，就來走幾下無支撐倒立挺身，那是所有肩膀鍛鍊動作的最高極致！

拉的運動

拉的動作著重於推的動作所沒用到的所有其他上半身肌肉。在拉的動作中，個別的動作項目比較少，但有更多的變化型，有些可以說是能讓所有人都從中受益的，不論是剛入健身大門的初學者，或者體操員還是健身家。

例如，現在你還做不好引體向上，沒關係的，在這部分的變化型動作中，我會告訴你如何練出該有的力量。深入了解這些拉的動作，你將發現有非常多不同的做法，鍛鍊的焦點分別著重在側前臂的不同部位、三頭肌以及背部甚至是後三角肌。無論你想練哪個部分的肌力，都能找到動作派上用場。

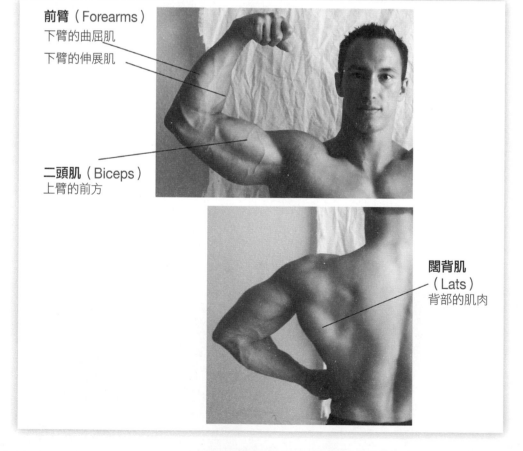

前臂（Forearms）
下臂的曲屈肌
下臂的伸展肌

二頭肌（Biceps）
上臂的前方

闊背肌
（Lats）
背部的肌肉

讓我進去 Let Me Ins
闊背肌、二頭肌、前臂、後三角肌（1-4）

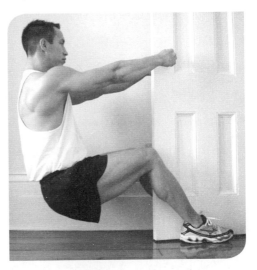

這是二頭肌與闊背肌的最佳綜合訓練。我會列舉好幾種不同操作方式，把鍛鍊的重點移至不同肌肉，同時也改變了運動的強度。不過，先從基礎開始：

面對一扇打開的門板外緣，雙手各握住一側的門把。（一定要確定門是夠堅固的。）

兩腿分置門板左右兩側，將門板夾緊。足踝應位於門把正下方，就像是跨騎著門板。你得要確定地板有足夠磨擦力，所以最好是穿上鞋子。

身體往後傾倒。手臂打直。膝蓋彎曲，挺直的脊椎要和大腿形成直角。

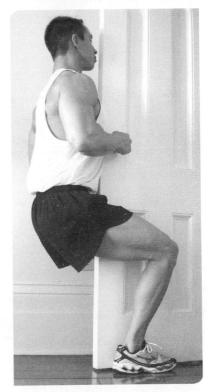

保持脊椎和大腿鎖定於 90 度角，且腳平貼於地（腳趾放低！），把胸膛拉起直到觸及門板側邊。使勁把肩胛骨往中間擠。控制好力量，讓身體後躺復位，到了動作最底部要儘量伸展手臂和肩胛骨，時時維持大腿與上半身之間的 90 度夾角。

變化型：若想容易些，就把腳的位置往後移。你甚至可以一開始先讓腳

趾置於門板邊緣的地方。隨著你練得更有力量，一吋一吋把腳往前移。請牢記，腳相對於手的位置放得越前面，這個動作就變得越為困難。

做的時候你可以用正手握或是反手握，也可以側握。如果是採掌心朝下的正握，比較強調在前臂外側（伸展肌）。若是採側握來做，掌心向內對著門板，會更加強調在前臂外側。如果用掌心朝上的反手握法做這些動作，會將焦點移至前臂內側（曲屈肌）。

動作最高處，保持手肘往下收並且夾緊，使勁擠壓肩胛骨，而到了動作最低處則是伸展開來，集中鍛鍊背部。把胸膛往手握的地方拉，會更練到上背部、後三角肌以及二頭肌，把肚子往手握的地方拉，則會將焦點移至下背部。

為增加抓握力量，可以拿一條毛巾繞著門把，如圖中所示，抓著毛巾，儘量越靠近門把越好。當你把身體往門板那拉過去的時候，轉動手腕，讓掌心稍稍朝上（翻掌），因而動用到不同的前臂肌肉，也從不同的角度鍛鍊二頭肌。

若想更好抓握，可以拿條大一點的毛巾，或繩索，繞過兩門把然後打結接在一起，作成一個可以扣住的圈套。

若想增加阻力，可用正常尺寸的毛巾繞過門把並握在距離門把約 30 公分的位置，但保持腳放在門把正下方，這樣動作就會變得更難，能密集鍛鍊到二頭肌和背部。再次強調，腳相對於手的位置放得越前面，這個動作就變得越難。

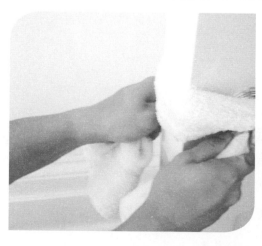
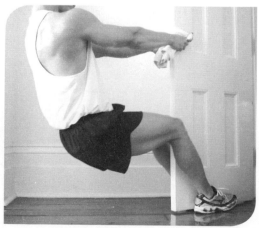

你也可運用欄杆、不是太粗的樹幹、自行車架的後端、路上的標示牌、陽台扶手、路燈燈桿，或是牢牢深植於地面的任何柱狀物，來做練習。不管我身在何方，總是有辦法找到什麼東西來做這動作。你只需要個可以握住的堅固物品，大約腰那麼高，垂直或水平都可以——這東西要能讓你的腳放到底下或是跨著。運用一點創意。你可用毛巾也可以不用，或者是用條粗繩子兩端各打個結，避免手滑掉。

另一個增加阻力的方法是降低手的高度，甚至可以把腳抬到高於地面的某個物品上頭。舉例來說，我們家公寓外牆剛好有格子狀的欄杆。我把手放在最上層（半身高）然後腳勾在格子裡，約離地 30 公分，接著將身體後傾，儘量臀部往外翹，開始認真練習這個動作。事實上，做這個動作有不同的方法，數也數不盡，不過別太強求，先從最基本的開始。這個動作能夠充分鍛鍊背部和二頭肌的每一條肌肉。

想來點不一樣的嗎？試試看一次只用一隻手來做！你的前臂、二頭肌和闊背肌將會大大不同。做的方式千變萬化，各有優點。抓握繞過兩個門把的毛巾，很適合增加握力和前臂肌力，抓握凸起的門框也有類似效果。你也可以用任何穩立於地面的棍子或柱子，甚至是不太粗的樹幹。只要像正規動作那樣兩腿分跨即可。扶手或腰部高度的引體向上架也很實用。或許你有鐵環，可以將它們固定起來使用。我第一次試著單手做這個動作的時候，是拿了一個鐵絲衣架，彎折扣住門板兩側的門把，然後在「握把」上裹了條毛巾，抓起來比較舒服。也可以取條帶子或繩子，繞過門把、樹幹、欄杆、柱子或任何堅固的東西。

讓我起來 Let Me Ups

闊背肌、二頭肌、前臂、後三角肌（2-4）

仰躺在足夠穩固能讓你拉起身體的東西下方，像是書桌、餐桌，或用堅固的桿子架在兩個平台上。位置在你上方剛好手伸直搆不著的地方（大約是站著時

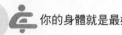

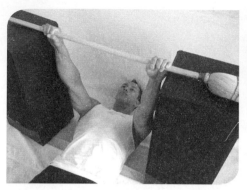 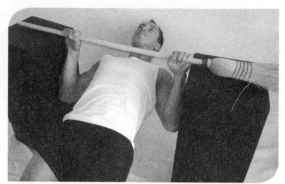

的腰部高度）。如果兩個平台之間的距離比肩膀寬度稍窄也沒有關係，不過你的動作會因此受到一些限制。

躺的方式要讓胸膛位於你要用來將自己拉起的那個物件的正下方。雙手往上舉，抓握住那個棍子或書桌、餐桌平台的邊緣，兩手的距離儘可能與肩同寬，掌心面朝腳部。

保持身體從足踝到肩膀為一條堅實的直線，將胸膛往棍子或平台拉高，肩胛骨相互擠壓。只有腳踝能夠著地。再慢慢將身體放低回復原位，不要放手脫離棍子或平台，到了最底處時伸展背部與手臂。

變化型：保持膝蓋彎曲，而兩腳平貼地面，小腿靠近身體部位，就會使這動作容易些。

兩手之間的距離握得較寬，就會比較針對闊背肌，而握得較窄則會針對二頭肌。

你可以用正握，也可以用反握，或是側握。若是採取正手（握棍子或桌面邊緣而使掌心對著腳），是針對於前臂外側（伸展肌）。採取側握讓掌心向內面向身體（譬如像

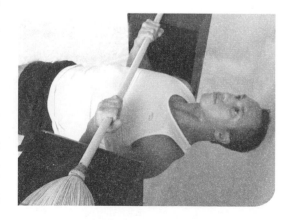

是躺在桌下並且抓位它的兩個側邊），會更加針對前臂外側。而用「反握」，像是圖中所顯示的反手抓，會把焦點移到你的前臂內側（曲屈肌）。

想來點不一樣的嗎？把腳放在什麼東西上，像是一張小桌或小椅子，就會造成很大的差別。不過要保持背部挺直，如果有必要的話只能稍稍彎曲臀部和腳，以便做完動作。

你也可以在一整組動作中都保持一條腿離地舉起，更加強鍛鍊四頭肌和腹部，還有小腿和大腿後肌，因為在動作時著地的那條腿必須往下壓才能保持身體為直線。

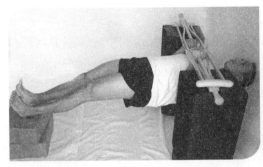 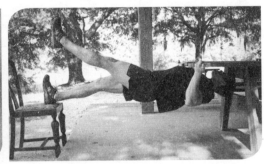

找個能做「讓我起來」的東西

看看家裡有什麼，發揮創意。你可以用拖把或任何不會折斷的堅固棍子，只需躺在夠高的兩個等高平台中間，桿子的高度要比你平躺著伸直手臂再高一些就行。除非你的桿子非常堅固，兩個等高平台之間的距離僅需比肩膀再稍微寬一點就好了。要確定桿子放得很穩，不會往旁邊滑動。也可以利用餐桌或書桌，仰躺在桌子底下，桌面的高度要能讓你平躺著的時候可以伸手搆到。胸膛要在桌緣的正下方，頭伸出來看著天花板。然後，只需把手抬高抓住桌邊。如同上述，保持足踝留在地面，把身體拉起直到胸部觸及桌子的底面。再慢慢放低身體，直到手臂完全打直，這樣可清楚感受到背部伸展開來。如果桌子不夠寬，也可抓住桌子的相對兩側邊，把身體拉起來。甚至可以倒轉身體躺在桌下的方

向，用反手抓握桌邊──也就是說，讓頭躺在桌面下，身體和腿伸出桌底。只需伸高手反手握住桌邊，就這樣開始做吧！

最後，也可以買一組引體向上立架，就能讓你在門廊做引體向上還有「讓我起來」兩種健身動作。大多數引體向上立架會配有兩組安裝架，可設成不同高度。一組裝在適合做引體向上的高度，而另一組則設成「讓我起來」的適當高度，約高過腰。想要的話，你也可以用這組架子來做「讓我進去」。

引體向上 Pull Ups
閣背肌、二頭肌、前臂（2-4）

不論你身在何處，總能夠做引體向上的最簡單方式，就是門板引體向上。將門半開，取一條毛巾、T恤或布料放在上頭。如果毛巾不夠大，沒法阻止門轉動關上，那就在門板之下再放塊門擋、另一條毛巾或別的什麼東西，或是放在鉸鏈上。面向門板，手打開與肩同寬置於門上的布料，然後把膝蓋彎起來，讓你全身用門板吊住。拉起身體貼著門板往上，直到下巴越過門板頂端。緩緩放低身子，直到手肘打直，在動作最低位置處確實感受到背部及手臂的伸展。門板引體向上有個優點，它會讓引體向上變得更具挑戰性，因為

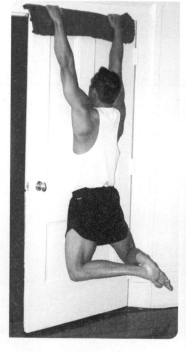
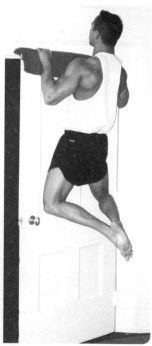

你沒法前後搖晃或踢腳，而且大腿上端順著門板拖動時的少許磨擦還帶來額外的阻力。

當然，還有門板之外的其他方式，你可以用引體向上架來做相同的動作。引體向上架是種小巧、可移動且平價的器材，能鍛鍊你的闊背肌、二頭肌和前臂。你也會在很多公園裡見到這種器材。此外，甚至可以用小孩子在玩的攀爬架來做引體向上。

另外有個很好的方式，找個樹木的分枝，要夠粗且能支撐體重，但又夠細可讓手抓握。由樹枝兩側抓住，雙手合握，掌心相對，將身體拉起直到胸膛碰觸到樹枝，並且讓頭靠往某一邊的手。每組動作輪流讓頭靠往不同的手。在引體向上架也可以做做這種側抓的變化型引體向上。這做法很能強化二頭肌和上臂。

或者，你可以使用任何一種凸階，譬如像是高而穩定的架子，甚至是只有踏板而沒有垂直部分的階梯。別處尚且不提，許多公寓以及旅社會有這種東西。站在樓梯下，抓住某階，高度要能讓你雙腳離地，如果抓比較低階的話就得把膝蓋彎起。同樣地，將身體拉起往上，直到胸膛觸及手握的那一階。

變化型：做不了引體向上？用個平台，像是張椅子，放在身後擱腳，膝蓋彎曲，這樣就可以在做動作時提供協助。等你這樣做了一陣子之後，感覺它太簡單，可試試看先用蹬的，跳到引體向上最頂端位置，極度控制下緩緩地將身體放低，專注於練反向動作。持續這麼練，直到你培養出足夠肌力可以不需要協助就把自己拉起來。

就和「讓我起來」一樣，引體向上如果握得比較寬，會著重於闊背肌，而握得比較窄會更側重二頭肌。你可以用正握或是反手握，反手握法（掌心面向自己）更強調前臂內側（曲屈肌）。

想來點不一樣的嗎？背上裝了重物的背包，會讓引體向上更困難。你只需很少重量，就能夠增加這個動作的難度。或者，拉高身體直到胸骨碰觸棍子，並且在把身體放低之前撐個幾秒鐘。

毛巾曲臂 Towel Curls
二頭肌，前臂（2-4）

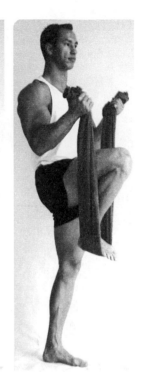
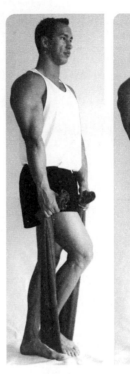

這個動作既簡單又有效。和使用重物不同，在做這整個動作時，你都能提供手臂極佳的阻力。

背靠牆站著以保持平衡。兩手各握住一般尺寸浴巾的一端，舉起一隻腳（哪一邊都沒關係），剛好夠把浴巾踩在腳下。用腳提供手臂所需的阻力，拉高浴巾，直到再也拉不起來為止，通常是一直到前臂與上臂約成 30 度角。這動作應花 5 秒，邊做邊倒數。再來 5 秒，用腳施加更大力量迫使手臂回復原位。只有前臂能夠動。手肘應保持固定在身體兩側，而且上臂與地面垂直。不管你的肌力強弱如何，只需做 5 下，前提是在整組動作中你都有使出最大力量。

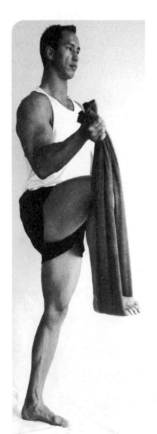

可能要做個一、兩組，才能習慣使用自己的身體彼此抗衡。當然，你的二頭肌比不過大腿。只需記得要盡你所能使勁拉動浴巾，就像是要把它扯破那樣！（別耽心，扯不破的！）同一時間，讓腳緩緩上下移動。

變化型：用單手做。

壁架曲臂 Ledge Curls
二頭肌、前臂（2-4）

我好喜歡這組動作。就和毛巾曲臂一樣，能讓身體彼此抗衡，只不過壁架曲臂用到的是背部而不是腳。

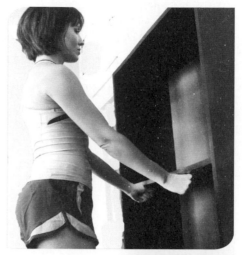

兩腳打開與肩同寬，站在某個水平的東西前方，高約與腰齊，要堅牢穩固，手可以放在它的下方：樓梯扶手、陽台的欄杆、堅固的置物架、抽屜、凸出的壁爐架、窗台，或廚房料理台，都可派上用場。四處找找看看，發揮創意。只需確定不管你用的是什麼東西，它都不會亂動。它應該要比你強壯，並且比你重。

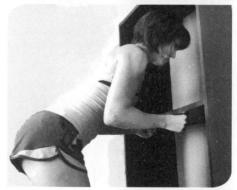

手打開，掌心朝上，置於凸出的台面之下，或如果是用欄杆的話，只需像握住啞鈴那樣反手握著就可以了。手臂應該打直（即使你得要稍向後傾）。試著把那東西拉起來。換句話說，就是試圖把它拉出來，拉出地面或牆壁或是它所固定住的東西。在此同時，緩緩彎腰前傾，保持背部打直，只有腰和手肘能彎，直到你的胸膛或下巴碰觸到你拉的那個東西。

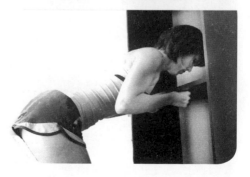

接著慢慢反向動作，上身往後傾，直到你又回復直立為止。再一次，試著把那東西拔出來。穩定手肘別亂動，夾緊在身體兩側。只有臀部和手肘能夠彎。絕對不要停止用手臂拉，要馬上再做下一次。每個正向及反向動作都應用到 5 秒鐘，只需做 5 次就可以充分鍛鍊到二頭肌。我個人很喜歡在做各種拉的動作最後，做上這一組壁架曲臂，把二頭肌的力氣用盡。

變化型：你可以用側握來做這動作，更集中於鍛鍊前臂的外側，與錘式彎舉十分類似。只需握拳置於你所拉的那個台面下，並讓拇指和食指觸及台面邊緣，如圖中所示。如果你有水平的扶手帶有垂直的欄杆可以運用，只需一手握住一根欄杆的上端，然後開始做動作，也就是說，在做動作的時候彷彿要把欄杆給拆了。

曲臂 Curls
二頭肌，前臂（1-4）

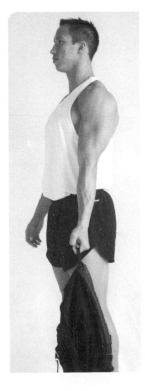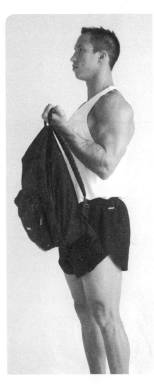

沒有啞鈴不表示就無法做曲臂運動。你可以用很多其他東西來替代，像是大罐的牛奶或水瓶。裝滿的購物袋。我個人最愛用的方法是：把背包裝滿各式重物——書、雜誌、報紙、食物罐頭，或是裝有水、石塊或砂的回收瓶，有什麼放什麼。裝到重量剛好，握住背包的提環。如果你想要的話，甚至可以做個適合的手把，只要找一

根粗細適合當手把的樹枝，折下一段十多公分，然後用封箱膠帶或電氣膠帶把它固定在背包頂端的提環上。可參考附錄一的示範。

雙腳打開與肩同寬站好，雙肩往後往下將胸膛挺起，姿勢要正確。手肘要保持在身體兩側，正好位於臀部之上，曲臂將重物拉向肩膀。

變化型：掌心朝下來做曲臂，會變得相當困難，而且更著重於前臂的外側（伸展肌）。

等張曲臂 Isometric Curls

完全不需要用到器材。用一隻手握住要鍛鍊那隻手的腕部，使勁往下推，讓你剛好可以像其他曲臂動作那樣將手臂彎起。你是用一邊手臂的三頭肌，抗衡另一邊手臂的二頭肌和前臂。

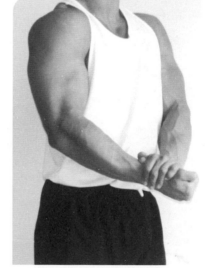

前臂彎舉 Forearm Curls
前臂（1-4）

取一件你可以輕易握住的東西，像是電話簿、水瓶或果汁罐，或者是一個高湯罐頭。這物品越長、越重，譬如一本大部頭精裝書，或闔上蓋子的手提電腦，這動作就越難。

前臂往前伸出，使其與地面平行。若想鍛鍊前臂的內側（曲屈肌），掌心朝上，對著天花板。若想鍛鍊前臂的外側（伸展肌），掌心朝下，對著地板。使用手腕，上下移動握在手裡的物品，到最頂端停個幾秒鐘。前臂應一直維持著與地面平行，並且和上臂成 90 度角。

當然，你可以同時鍛鍊左右兩邊的前臂，各自握住兩個相同的物品，或一起握住一件大東西，或是一次只針對一隻手，悉聽尊便。

變化型：有個好方法可以同時操練到兩手的前臂，還能增加握力，那就是拿著某個物品伸直手，然後把它翻轉過來，一次朝上、一次朝下，反覆多次。有時我會在做過一般的前臂彎舉之後，再做這個動作。

右手

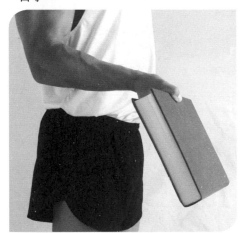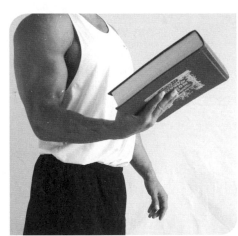

左手

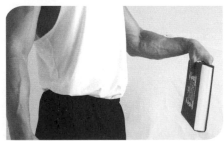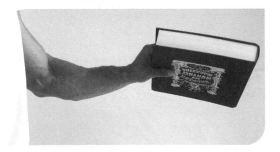

握拳 The Claw
手及前臂（1）

這動作簡單而有效。反覆把手掌打開再合起來，儘可能握得越緊越快越好。懸空張開手掌，手指儘量伸展，約莫停個半秒鐘，然後以迅雷不及掩耳的速度握拳，緊緊合住半秒鐘，再以儘量快的速度把手掌張開。做個 50 至 100 下應該就夠達到效果。

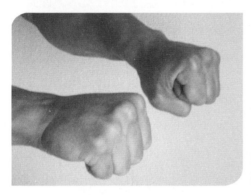
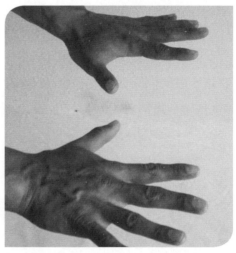

腿與臀部運動

　　此處我先讓你從簡單的大腿後肌和臀部運動開始，包括那些可助你臀部抵抗地心引力的動作，像是「踢踢」。接著轉往股四頭肌以及深蹲運動——先是背靠牆，然後是「相撲深蹲」和「扭捏深蹲」，一直練到不需輔助的「單腳深蹲」還有「舉臂單腳深蹲」，最後這項可算得上是最棒的總體腿力及平衡運動。另外還輔以一些培養爆發力的動作，像是「摘星跳」還有「鐵人麥克」。我會解釋要如何稍稍變化某個大腿肌的動作，就能著重於股四頭肌當中的不同肌肉，並藉此雕塑你的腿型。最後，我還會告訴你要怎麼做才能最有效地鍛鍊所有的小腿肌肉。

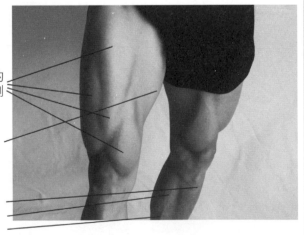

臀部肌肉（Glutes）
臀部及髖部的屈肌
（你真的想看照片嗎？）

股四頭肌（Quadriceps）
大腿前方其實是四條獨立的肌肉包括股直肌、股外側肌、股內側肌與股中間肌

大腿後肌（Hamstrings）
大腿後側包括股二頭肌、半膜肌、半腱肌

小腿（Calves）
小腿前方
小腿後上方
以及小腿後下方

早安 Good Mornings

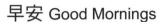

臀部肌肉、大腿後肌、下背部（1）

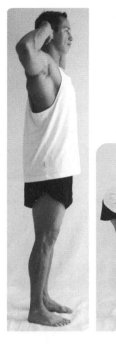

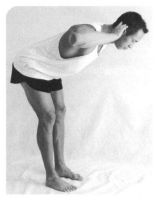

　兩腿打開與肩同寬站好，雙手放在頭的後面。接著往前鞠躬，只有腰部能彎，保持背部打直，胸膛和臀部挺出，而且兩腿幾乎打直。

　你會感覺到大腿後面緊緊的。一直前彎直到再也彎不下去為止，背部要一直打直。整個動作過程中，肩膀不可下垂，而是要保持後拉，讓胸膛挺出，臀部往後。

　慢慢回復開始姿勢。

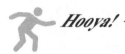 *Hooya!*

難以道早安

　說實在話，就算是我，偶爾也想喘口氣休息休息。

　之前我飛到紐奧良度過整個週末，好拍攝書裡你所看到的這些照片。拍照的攝影棚就位在有名的「法國區」。忙了兩天，我和共同作者克拉克決定要上街逛逛，喝個幾杯。途中我們遇到幾個年青小夥子，跳啊跳地，想看看能不能摸到懸掛在陽台下的酒吧招牌。招牌的高度應該有二公尺半以上吧。試了幾次不成功之後，他們就走了。當然，等我走到那塊招牌底下，也忍不住也想試試自己的跳躍能力，出乎預料地，我居然能碰到招牌。我們繼續走，結果在酒吧裡遇到剛才那幾個小夥子正在喝啤酒呢。大家聊了一陣子，我自大起來，和他們打賭我可以一躍就跳上吧台穩穩站好。賭什麼呢？一輪的「愛爾蘭汽車炸彈」（Irish car bomb），即半份尊美醇威士忌（Jameson）加半份貝禮詩奶酒（Bailey's），沉入一品脫的健力士黑啤（Guinness）裡，然後一飲而盡。

　我不是很清楚，那時怎麼會想出這個名堂，而且我之前從來沒試過，我們一直等到酒保轉到另一頭去，很幸運，我們的運氣不錯。我成功躍上了吧枱，而且在酒保還沒發現

之前跳下來。接下來他們又要押，我又跳了一次。到最後，和我打賭的那票人當中有一個也躍躍欲試，他對旁邊坐著的一群女士誇口說，這根本不算什麼。他用勁跳起，但根本差得很遠。而且正當酒保轉過身來的時候，他的腳勾到吧台下方，為了不往後翻倒，他隨手胡亂抓，吧台上所有的杯子都被掃到地下，一連串霹靂啪啦。

我們被趕了出來，又上另一間酒吧繼續。我們就像巡迴馬戲團一樣，一間間酒吧一試再試，用這嚇人的把戲賺取愛爾蘭汽車炸彈來喝。我很自豪地告訴各位，最大的成就是有間酒吧的台子有我胸部那麼高，而我可超過180公分，肚子裡還灌滿了幾乎一打的「愛爾蘭汽車炸彈」。不知何故，我又突發異想，如果是跳到另一邊，跳進吧台裡去，而不是回到原處，一定更加有趣⋯⋯。等到女酒保轉過身來，赫然發現有個傢伙站在她的工作區的時候，可就沒那麼有趣了。她想不通我是怎麼辦到的，不過她倒是知道要如何應付，高喊：「滾出去！」

不消說，隔天拍照時還有點痛苦。多虧攝影師一再叮嚀我才沒有齜牙咧嘴。我覺得自己好像是個討厭照相的小孩，卻要一直拍一直拍一直拍⋯⋯

早安？晚安啦！ --

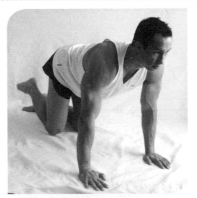

狗撒尿 Dirty Dogs
臀部肌肉、下背部、髖部屈肌（1）

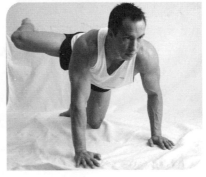

四肢著地趴著。雙手打開與肩同寬，背部打直，膝蓋彎曲成90度角。

保持膝蓋彎成90度，右腿往側邊抬起越高越好。維持這個姿勢，收縮臀部肌肉撐個三秒鐘。現在你曉得這動作命名由來了吧。整個動作過程中都要保持臀部拉開形成固定角度。一次只能動一條腿。還請牢記：要抗拒膝蓋更彎些的想法並確定固定成90度角。接著把腿放下帶回原位，換另一條腿重複以

上動作。

　想來點不一樣的嗎？不要左右交替做，而是同一條腿持續反覆直到力氣耗盡，然後才換另一邊。

騾子踢 Mule Kick
大腿後肌、臀部肌肉、下背部（1）

　兩掌與兩膝著地，雙手打開與肩同寬，背部打直，膝蓋彎曲呈 90 度角（和狗撒尿動作一樣）。

　緩緩將右腿直直朝後踢，越高越好，保持臀部固定不動。在最高位置撐住大約五秒鐘，然後把腿放下回復原來位置。接著換左腳做相同動作。

　想來點不一樣的嗎？不要左右交替做，而是同一條腿持續反覆做到痠得要命，然後才換另一邊。

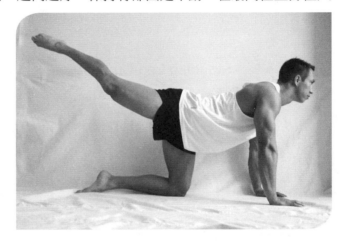

站姿側抬腿 Standing Side Leg Lift
臀部肌肉、髖部屈肌、下背部（1）

　兩腳稍微跨開與臀同寬站好，輕輕扶著一張椅子或桌子以保持平衡。控制好力量，慢慢把右腿往側邊抬出去，保持臀部、膝蓋、足踝和腳趾呈一直線，而且腳要收緊。抬高右腿，直到往側邊伸出約 45 度角。繃緊臀部並在此最極限位置撐個兩秒鐘。然後慢慢把腿放低，回復原位，不要放鬆臀部。

要保持站著的那條腿微彎。在整個動作過程中，確定抬起的那條腿的腳趾和膝蓋朝向前方。這裡的關鍵是：絕對要直直站立，並維持肩膀和臀部穩定，面朝前方。要記得，在動作最頂端時可別翹起臀部。

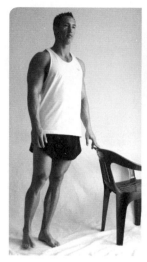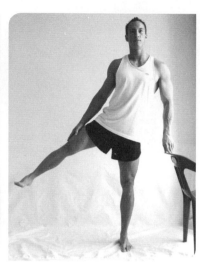

站姿腿彎舉 Standing Leg Curls
臀部肌肉、大腿後肌（1）

雙腳打開與肩同寬站好，手輕輕扶著前面的東西以保持平衡。右腳往後上提，越高越好。右腳踝往內勾向臀部。撐在此處三秒鐘，使勁擠壓，接著把腳放下回復原位，然後反覆做，直到沒力該換另一腳為止。

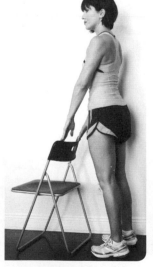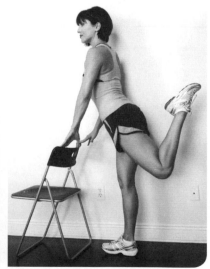

單腳羅馬尼亞式提舉 One-Legged Romanian Dead Lifts

大腿後肌、下背部、平衡（2）

　　雙腳併攏站直。儘可能保持背部挺直，然後右手往下伸，直到觸及左腳尖，同時上半身放低，右腳直直向後伸，讓腿與上半身呈一直線。整個動作過程中，膝蓋要打直，但絕非鎖緊。

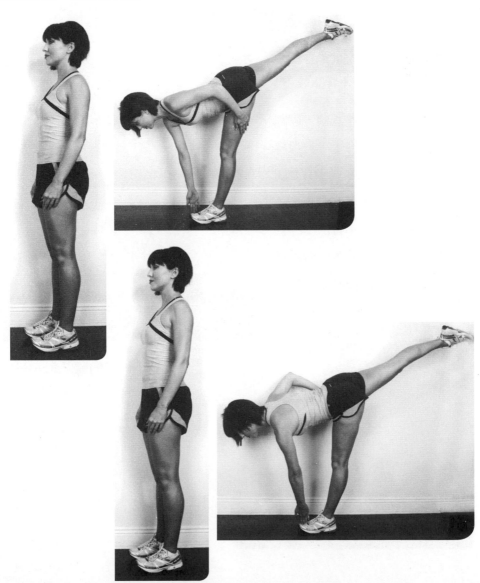

回復直立站姿，然後再次伸手觸及左腳尖，但這回是用左手。兩邊的手都碰過後，算是完成一次。等右腳做好，換左腳做。

想來點不一樣的嗎？在一個柔軟的平面上做這個動作，挑戰你的平衡。你也可以背放了重物的背包，或每回以跳躍做為結束，且要雙腳著地。羅馬尼亞式提舉和跳躍應該是連續順暢的動作。如果你夠強的話，不妨跳到什麼東西上試看看！

提臀 Hip Extensions
臀部肌肉、大腿後肌、下背部（2-3）

仰躺雙手置於身體兩側，腳踝放在一個高起的平台上，且保持約 90 度角。接下來，只用大腿的力量，儘量撐起臀部，越高越好，並讓你的大腿和背部呈一直線。在此最頂端的位置撐個兩秒鐘，努力繃緊大腿後肌以及臀部肌肉。然後緩緩把臀部放低，回復開始的姿勢。

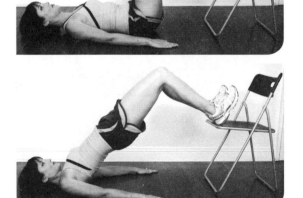

想來點不一樣的嗎？每次只用單腳來做。

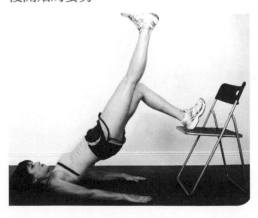

大呆瓜 King of the Klutz

小腿、股四頭肌、大腿後肌、髖部屈肌以及平衡（1-4）

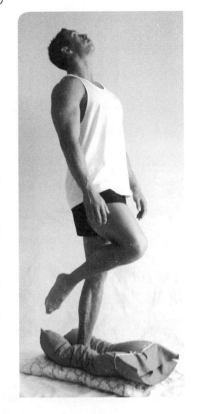

單腳站立。閉上雙眼。

就這麼簡單。我是說真的。很好笑是嗎？看看你能維持多久。

超棒的派對遊戲：和好友打賭他們沒辦法超過一分鐘。

想來點不一樣的嗎？ 如果你能夠做一分鐘不成問題，試看看睜開眼睛來做，但是頭往後仰，直直盯著你正上方的天花板。一旦你做這項也能超過一分鐘，那就試試臉朝上，但閉起眼睛來做。

接下來，試試站在厚的枕頭或其他柔軟的表面上，頭往後仰，眼睛閉起來。等你完成這一項挑戰，試試站在像是大木頭這種有弧度的表面上。

踢踢 Bam Bams

臀部肌肉（2）

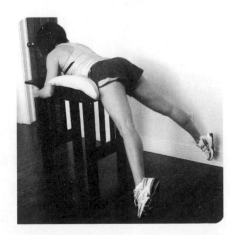

如果你養成習慣在做完弓箭步或深蹲之後再做這組動作，那麼要不了多久你就會發現，臀部再也不受地心引力作用的影響了。

肚子朝下趴在床尾（或是大型穩固台面的邊緣，像是餐桌、茶几或書桌），讓床緣正好在骨盆下方，而整條腿都懸出床外

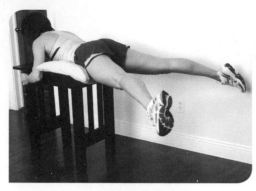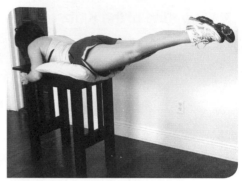

左右兩側。如果你想要的話，可以放個枕頭在胯下，增加舒適性。抓住床或桌面的兩邊，穩住身體。

　　盡可能將兩腿張開，然後膝蓋稍稍彎曲，把腿抬離地面，越高越好。

　　再將兩腿併攏直到腳踝輕輕相碰，保持膝蓋微彎。當你把腿儘量抬高的時候，應在空中形成一個微彎的弧度。在動作最頂端時，要確定使勁收緊臀部肌肉，並撐住三秒鐘。接著緩緩放低雙腿回到地面，同時要把腿張開。每組十下，做個幾組，應該就能達到明顯的效果。

火腿三明治 Ham Sandwich
大腿後肌，以及胸膛與肩膀的爆發力（4）

　　取一個枕頭跪在上面，腳踝勾住固定於地面的某個物件下方，像是欄杆的底部（如圖中所示），或某個很重的物體如躺椅，如果有人能幫忙，也可以請他們壓著你的腳踝。

　　開始時身體直立，並且保持背部打直。

　　僅有膝蓋彎曲，面朝下，控制力量讓自己慢慢往前倒，直抵地面，用雙手止住跌勢。僅有膝蓋能彎。髖部絕對不能彎。背部應該保持和大腿成一直線。

　　動作的重點在於控制。儘可能運用大腿後肌緩和往下倒的勁道，接著在你伸出雙手，並讓體重落至雙手時，先用手指撐住重量幾分之一秒。手落到地面的

時候，幾乎沒出什麼聲音，因為你不
是用手掌擊地。然後讓你的胸膛觸及地
面，就跟做伏地挺身一樣。

　用爆發力往上復原，像是在做彈跳伏
地挺身，但盡可能使用大腿後肌。

　手指離開地面之後，只用大腿後肌將
身體帶回完全直立的姿勢。

　想來點不一樣的嗎？ 單手做這動作
會使你充分運用臀部肌肉，並在緩緩落
地以及推回原位時，比較不那麼依賴手
臂肌肉。試看看越來越少使用手臂，直
到你幾乎再也推不起來為止。到最後，
你可以試著讓手臂完全不出力！

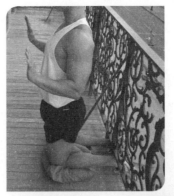

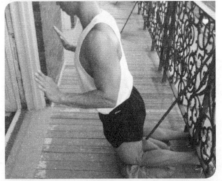

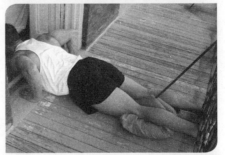

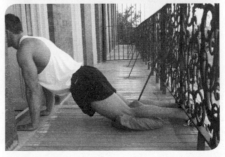

各式深蹲動作

所有深蹲通常是要腳趾朝前來做，或是稍稍朝外，和走路時腳的放法相同。讓你的腳趾更往外而與直直向前呈現 30 度的夾角，這樣任何深蹲動作都可以調整為更著重於股內側肌（就是凸出於兩側膝蓋上且緊接著的水滴狀肌肉，約為大腿長的三分之一）。或者，做任何深蹲動作的時候，腳趾向內則會強調股外側肌（也就是讓穿窄版牛仔褲或泳衣時會很美的肌肉），這塊肌肉形成大腿外側的曲線或是「弧度」。

深蹲 Squats
股四頭肌、大腿後肌、臀部肌肉、下背部以及髖部屈肌（1-4）

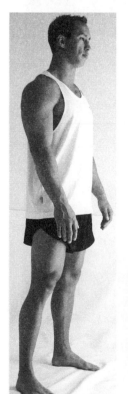

　　兩腳與肩同寬站好。抬頭平視前方，膝蓋彎曲直到臀部離地面僅有十多公分。往下的時候，上半身緩緩前傾，直到肩膀前凸超過膝蓋。不過要確定膝蓋並不要超過腳趾（這樣會導致膝蓋疼痛）。接下來，保持腳踝貼地，只用兩腿的力量慢慢站起來。

　　一開始，試著面對牆壁做練習，腳趾離牆面約 10 至 15 公分。這是個極佳的矯正方式，確保你的膝蓋不會過於前凸。

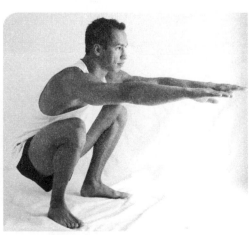

變化型：如果一開始做整套深蹲會有困難，只需儘量放低身體即可，直到你培養出將身體放到最低所需的肌力和柔軟度。

如果有需要的話，你可以扶著高度差不多及腰的某個東西，穩定身體並協助推回原位。

如果你把雙腳放得比較靠近（且／或把腳趾朝外），這個動作就會更著重大腿內側的肌肉；而若是雙腳站得比肩膀還寬（且／或腳趾直直朝前或略微朝內），就會更加強調大腿外側。

想來點不一樣的嗎？加個背包，甚至訓練夥伴、女朋友或小孩坐在你肩膀上。

靠牆屈膝 Invisible Chair
股四頭肌、大腿後肌、臀部肌肉（1）

背對著牆站立。

雙腳移動離開牆壁，但保持臀部和背部靠在牆

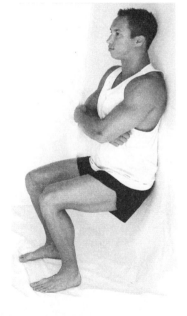

上，且由牆壁支撐你的體重。

膝蓋彎曲，放低身體直到大腿與地面平行。你的膝蓋應該位在腳的正上方，而且彎成 90 度角。

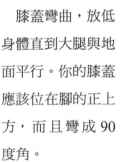

保持這個姿勢，儘量撐得越久越好。

想來點不一樣的嗎？試看看抱著些重物來做。

靠牆深蹲 Wall Squat

股四頭肌、大腿後肌、臀部肌肉（1）

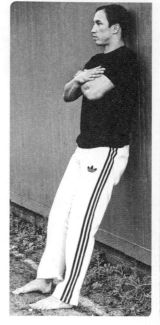

穿著Ｔ恤，背靠平滑的牆壁、
門板或門框站好。兩腳都向前移
一步，但保持臀部和背部都靠著
牆，由牆壁支撐你的體重。接下
來，膝蓋彎曲，緩緩放低身體，
直到大腿與地面平行。如果腳的
位置放得正確，膝蓋應該在腳的
正上方，並彎成 90 度角。繼續
保持臀部和背部靠在牆上，腳固
定不動，再把自己推起直到雙腿
又都打直。

敲敲鞋 Beat Your Boots

大腿後肌、股四頭肌（2）

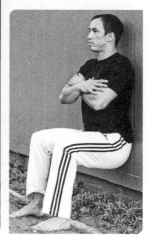

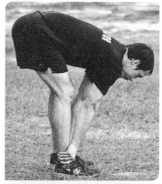

在美國陸軍的傘兵訓練課程裡，當成績不佳時往往
就得做這個動作。做 30 下之後，你就不會覺得它可
笑了。

雙腿併攏站好，彎腰前傾抓著你的腳踝。只要不會
造成不適，儘量讓腿打直。接著彎曲膝蓋，直到臀部
碰到放在腳踝上的手為止。手持續放在腳踝上，把臀
部抬高，回到開始姿勢，並在可能的範圍內保持兩腿
打直。

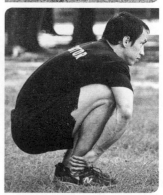

相撲深蹲 Sumo Squat
大腿後肌、股四頭肌、臀部肌肉（1）

　　兩腿跨開站好，腳趾朝外約 30 度，與膝蓋朝著同一方向。保持背部打直，眼睛看著正前方，把手臂往前方抬起與肩膀同高，同時彎膝蓋，讓臀部下沉，直到大腿與地面平行。

　　推高回到原來的姿勢，推高時，使勁收緊臀部肌肉。之後仍維持臀部肌肉收緊好幾秒鐘。回到開始姿勢時，膝蓋不要完全打直。

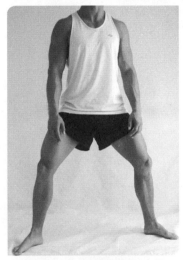

變化型：試看看踮起腳來做。

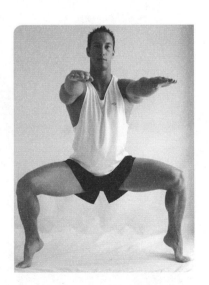

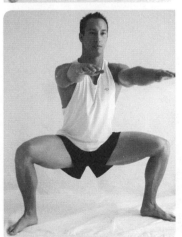

進階相撲深蹲 Advanced Sumo Squat
大腿後肌、股四頭肌、臀部肌肉（2-4）

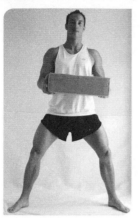

六拍的連續動作。

兩腿打開與肩同寬站好，雙手拿著一個重物，例如裝滿東西的袋子、一兩個水瓶、電話簿、箱子都可以，舉在腰際，手肘彎成90度角。

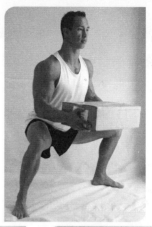

做一個相撲深蹲（第一動）。

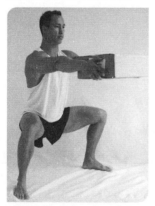

到最低時，將重物直往前伸，手臂打直（第二動）。

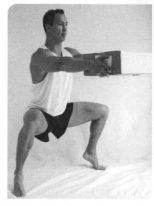

踮起腳趾（第三動）。

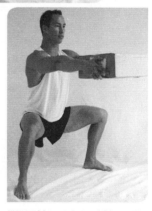

腳跟放回地面（第四動）。

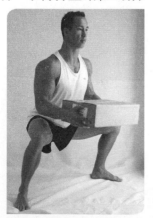

手臂收回胸前（第五動）。

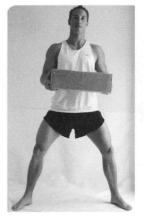

站起來，收緊臀部肌肉（第六動）。

弓箭步 Lunges

股四頭肌、臀部肌肉，次要著重大腿後肌和髖部屈肌（1-4）

雙腳併攏站好，腳趾朝向前方，雙手放在腦後。左腳往前跨出一大步，膝蓋彎曲，臀部放低，直到後方的右膝幾乎碰到地面。在最低處時，兩腿膝蓋都要彎成 90 度。前方的左膝應在左腳正上方，但不能超過腳趾。

整個動作過程中，要確定頭與頸椎都是直的，而且背部挺直。接著用左腿推起，退回開始的位置。膝蓋不要鎖死。

換另一條腿重覆上述動作。

變化型：若想簡單些，在開始動作的時候，一隻腳便先往前跨一步，就好像是走路走到一半的狀態。如果需要的話，扶著一張椅子或其他穩固的台面以保持平衡。將體重均勻分配於兩腳，緩緩放低臀部，直到雙膝都呈 90 度，而且後方的右膝幾乎要碰到地為止。再強調一次，別讓膝蓋

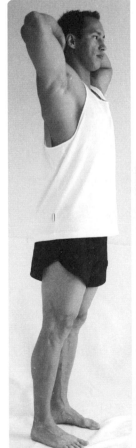
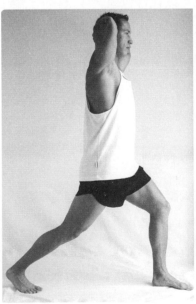
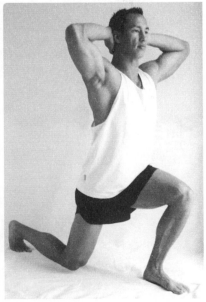

超過腳趾。然後前方那隻腳的踝部用力推起，大腿後肌收緊，站起來回復開始位置，不要鎖死膝蓋。

跨上前方的台階或矮桌，又更加容易些。再由此努力鍛鍊進步到能夠在平地做弓箭步。

如果空間夠大，甚至可以做「走動弓箭步」，方法如下：左腳往前跨步如上述，但抬起左腳的時候不要往後回到原位，而是將右腳往前靠向左腳。接下來，右腳跨步，反覆進行。持續「走動」直到再也做不了為止。

後弓箭步 Back Lunges (1)

做法是：往後跨一大步，而不是往前。同樣的，膝蓋彎曲並且放底臀部，直到後腿膝蓋幾乎觸及地面。然後用前方腳將自己推起，後腳往前收回，兩腳再併攏。

想來點不一樣的嗎？試試看拿幾瓶水或沙包，或任何可以用手握住的東西。只需在身體兩側握著。或者也可以在背包裡裝些重物，然後背上身。即使是增加少許重量，都會讓這個動作更難平衡，更加鍛鍊你的肌肉。你也可以做「舉物弓箭步」，兩手各自舉著東西或拿同一個物品，例如裝重物的背包，然後手肘打直，高舉過頭。

側弓箭步 Side Lunges
股四頭肌、臀部肌肉、髖部屈肌、大腿後肌（2-4）

兩腳稍微跨開站好，手放在大腿前側。左腳往側邊橫跨一大步，腳趾略微朝外。當你左腳觸及地面的時候，把身體的重量移過去。

上半身保持直立不動，腹部收縮，臀部直接放低。上半身僅能稍稍前傾，而臀部應該往後推。左膝絕對不應往前超過腳。保持左腳小腿垂直，放低身體直

到左大腿與地面平行。整個動作過程中都保持抬頭、面向正前方，而且背要打直。撐住左腳的張力達兩秒，然後用左腳踝部推開地面，將身體直直抬起，回復開始的姿勢。

　　你應該有辦法做完整個動作而不會失去平衡。如果無法平衡，只需在一開始時往側邊跨小步些即可。做完左腿能反覆做的次數之後，換右腿來做。這屬於少數幾個側向移位的動作，能培養單腳深蹲所需的肌力，是一種極佳的鍛鍊法。

　　變化型：你也可以維持兩腿固定跨開的站姿來做側弓箭步，像中間那張照片所示。不用回復開始的站立姿勢，而是持續單邊以一隻腳深蹲，一次一邊，姿勢如前文所描述，直到兩條腿都沒力為止，這就算是做完一組。

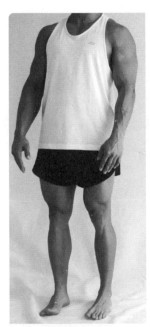
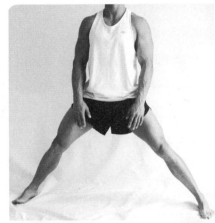
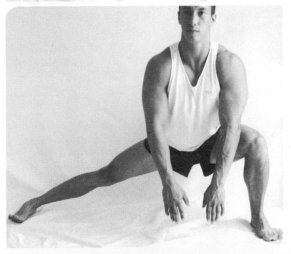

　　想來點不一樣的嗎？背包裡裝些書或水瓶或重物，背起來做。如此就會大不相同。

鐵人麥克 Iron Mikes
股四頭肌、臀部肌肉、髖部屈肌、大腿後肌，還有平衡（3）

　　以普通弓箭步的最低位置開始。左腳置於前方穩穩踩在地上。左膝彎曲 90 度並在左腳正上方。右腿在後，膝蓋也彎成 90 度，離地約數公分。保持背部打直，抬頭看正前方，兩手放腦後，肩膀要打開。

　　從這個姿勢開始，主要用前方的腳推起，跳到空中，高度要夠換腳，然後落地，讓左腳在後而右腳在前，兩膝都呈 90 度彎曲。當然，你不會直接以此姿勢落地，而是在雙腳著地之後很快就定位。反覆做，直到再也跳不起來為止。

　　前幾次做鐵人麥克的時候，可能會覺得難以平衡，但這就是這個動作最棒的地方。你的平衡肌會很快趕上，並開始變強。

　　變化型：試試看整個動作過程中都踮起腳來用腳趾著地。這不僅會練到小腿，還能讓大腿的肌力與平衡都更上一層樓。

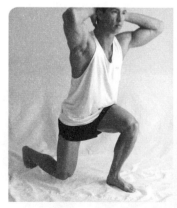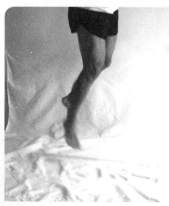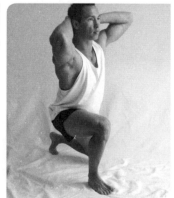

豐田式 Toyotas
股四頭肌、臀部肌肉、髖部屈肌、大腿後肌、小腿（1）

　　如同接下來的動作，摘星跳，但稍微基本些。做個完整的深蹲，手掌點地，然後儘可能跳高起來，同時要把兩隻手直直住上高舉過頭。儘量輕柔落地，反覆做。

摘星跳 Star Jumpers
股四頭肌、臀部肌肉、髖部屈肌、大腿後肌、小腿（2）

　　這真的是個了不起的動作，在陸軍的特戰部隊選訓課程中，當作「一盤小菜」來做。

　　從相撲深蹲的最低位置開始。雙腳要打開比肩膀還寬，穩穩站在地上，腳趾朝前，臀部離地十多公分，背部打直，肩膀齊平，抬頭，雙掌貼平放在兩腿間的地面上。接著爆發衝到空中，手腳往外伸，儘量越開越好。落地時回復開始的姿勢。

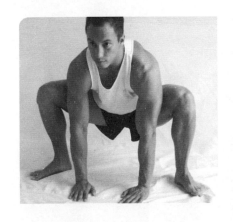
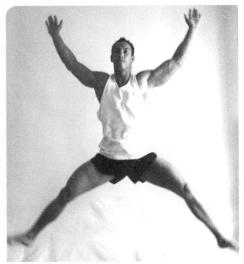

落地時可別用腳掌，或更糟的是以腳踝著地，而是一定要以腳趾著地，然後才是腳踝，作為緩衝，隨著腿彎曲而回復開始姿勢，手貼地。

變化型：整個動作過程中保持腳踝抬起離地，能夠進一步鍛鍊小腿以及平衡。

側跳 Side Jumps

股四頭肌、大腿後肌、臀部肌肉、髖部屈肌、小腿（2-4）

這是養成爆發力及肌力的極佳運動。只需反覆側向跳過某個東西即可。開始時，你要跳過的東西位於身體一側，結束時則在另一側，這樣算一下。跳的速度儘可能快。跳起與落地時，兩腳之間的距離都維持著臀部的寬度，且腳趾直直朝向前方或略微朝外。試著在落地時保持完全相同的姿勢。

想來點不一樣的嗎？用單腳來做。一直做下去，直到跳過的時候很難不碰到那東西為止，然後換腳，然後兩腳一起。簡單放個枕頭在地上會比較安全，或甚至是兩隻鞋子或襪子相隔 30 公分放著，由這邊跳到那邊。不要用像是箱子之類的物件，跳到最後幾下的時候可能會碰到而跌倒。

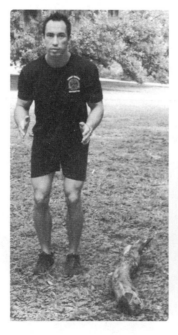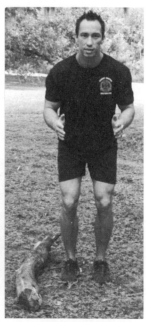

髖部爆發力動作

股四頭肌、大腿後肌、臀部肌肉、髖部屈肌、下背部、小腿（1-4）

在許多徒手重量訓練的課程中，對於爆發性肌力的培養往往有所不足。本書中，為此設計出更多絕佳的鍛鍊動作。這些項目有助於增進你的「快縮」肌纖維，其所具備的力量要比專職耐力的「慢縮」肌纖維還高四倍。

跳箱子 Box Jumps

找個可以跳上去的物件，像是椅子、堅固的箱子，或其他平台。兩腳打開與肩同寬站穩，做四分之一至半深蹲的姿勢，然後用力跳上去。確定腳提得夠高，且與物件之間有足夠的距離。踏下平台的方式，則是往後跨弓箭步，且交替換腳，以此回復開始的站立姿勢。

在樓梯上做這動作，當你練出更多肌力時就往上移一階，如此能測試自己進步多少。當然，所跳的物件越高，這動作就越是困難。總之，每次都應試著跳得更高，不一定只能

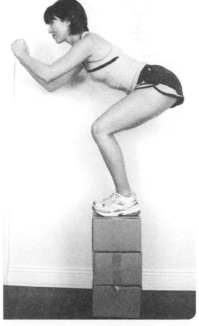

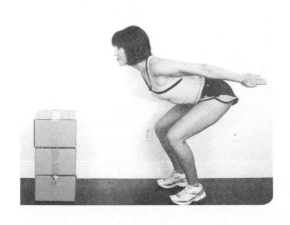

和物件一樣高，可以跳得在空中時比你所選的物品還要高。

　　想來點不一樣的嗎？試看看每次只用單腳跳！這方法棒透了，不僅能鍛練肌力，還可以加強平衡與協調。

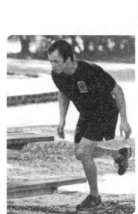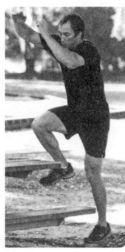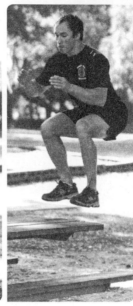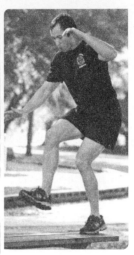

全深蹲跳 Full Squat Jumps

　　兩腳打開與肩同寬站穩，臀部往下沉直到臀部觸及腳踝，此時腳踝仍保持平貼在地。動作過程中慢慢加速，直到你衝過最頂端躍至半空中。保持雙臂抱在胸前。同樣地，每次都試著儘量跳得越高越好，甚至在空中時要比你所用的物件還要高。

半深蹲跳 Half Squat Jumps

　　和全深蹲跳一樣，不過開始的時候大腿約莫與地面平行。你需要更加用力才跳得起來。

四分之一深蹲跳 Quarter Squat Jumps

由站姿開始，蹲下成四分之一深蹲的姿勢，兩膝蓋彎曲僅約45度，使勁跳起。

深跳 Depth Jumps

從平台跳下，隨即又回跳上去。平台的高度應該在15至60公分之間。關鍵在於：兩腳與地面接觸的時間應該不到幾分之一秒。如果平台的高度超過太多，讓你所用的時間超過十分之一秒，那就需要找個低些的平台。8至12下，做個幾組，應該就夠練的了。

這是增加垂直跳能力的極佳運動。深跳能訓練身體快速而有效地反向出力，這正是起跳時的關鍵技巧。這個動作屬於高衝擊，需要相當強大的肌力，並不適合初學者。

單腳深蹲跳 One-Legged Squat with Jump

做完一次單腳深蹲時跳起。雙腳著地，然後繼續做下一個。

單腳羅馬尼亞式提舉加跳躍 One-Legged Romanian Dead Lifts with Jump

做完一次單腳羅馬尼亞式提舉時跳起。雙腳著地，然後繼續做下一個。

舉物深蹲 Overhead Squats
股四頭肌、大腿後肌、臀部肌肉、髖部屈肌、下背部、豎脊肌、肩膀（3）

做深蹲的時候，手裡抱著個東西，例如放了重物的背包，然後高舉過頭。在最低位置的時候，大腿應該和地面平行。兩腳跨開與肩同寬，腳趾朝外不可超

過 30 度。腳板應保持貼地，而且膝蓋應和腳趾朝著同一方向。

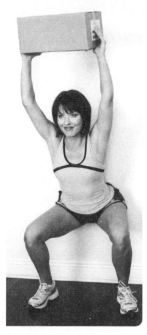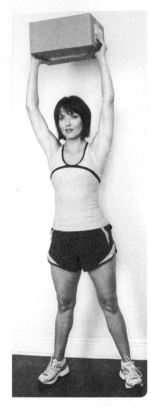

對大部分人來說，這運動需要多一些練習，因為你得要有相當的平衡和肌力，才能在深蹲至最低處時還可以把東西高舉過頭。為增加穩定，整個動作過程中要儘量抬高肩膀，越高越好，手肘固定，出力就像是要把那東西扯開一樣。如果你對這動作還不熟練，開始時可先用掃把或是毛巾（將毛巾拉開緊繃）練習，並打開兩手握

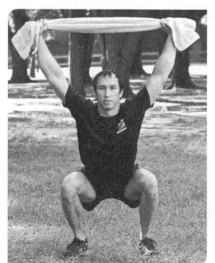

毛巾的距離。隨著你的柔軟度和動作效能逐步增進，握得較為窄些，直到能夠在最低位置時舉著物品，像是加了重量的背包。舉物深蹲極適於培養良好的深蹲技巧、肩膀柔軟度，以及肩帶的肌力。

深蹲挺舉 Squat Thrusts
股四頭肌、大腿後肌、臀部肌肉、下背部、髖部屈肌、豎脊肌、肩膀、三頭肌（1-4）

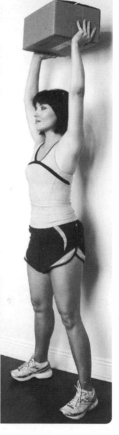

隨便拿個什麼東西，例如放了重物的背包，抱在胸前。放低身體成為深蹲姿勢，儘量將臀部降得越低越好。請牢記，不可讓膝蓋往前超過腳趾。

站起來，並且將抱著的東西往頭頂上推舉而起。動作應平順流暢。

把東西從頭頂放下來的同時，再做一次深蹲。

想來點不一樣的嗎？ 在動作最頂端處跳起離地！但要輕柔地以腳趾著地，然後回復深蹲姿勢。

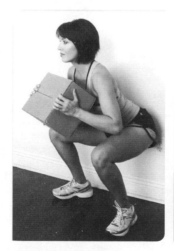

保加利亞式跨腿深蹲 Bulgarian Split Squat
股四頭肌、大腿後肌、臀部肌肉（2-4）

和一般的弓箭步有點類似，不過有個十分明顯的差異：後腳放高在你背後大約 60 公分處的某個物件上，像是張椅子或床鋪。你可以在椅子上放個抱枕，再把腳放在上面，會舒適些。運用平衡，什麼都別扶。這是個極佳的動作，可鍛鍊雙腿，不過要確定主要是由著地的那隻腳出力推起。這也是練單腳深蹲的好方法。

想來點不一樣的嗎？試看看背上放了重物的背包。

還有個更困難的變化型，能在同一時間鍛鍊肩膀。試看看雙手伸出固定，把裝了重物的背包高舉過頭，或將背包由胸前往上推至頭頂，然後在跨腿深蹲的最低位置處將背包放下。如果能做好這動作，距離單腳深蹲就不遠了。

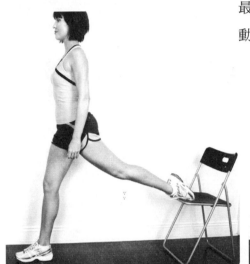
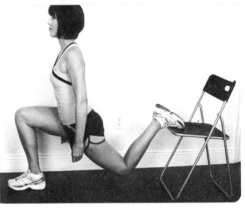

單腳深蹲 One-Legged Squats
股四頭肌、大腿後肌、臀部肌肉、下背部以及髖部屈肌（4）

在強化大腿和大腿後肌的運動當中，這大概是最棒的一項。它可練到各種體能：肌力、協調、平衡、耐力，要什麼有什麼。而且只要加點小創意，可以有數不清的變化型。

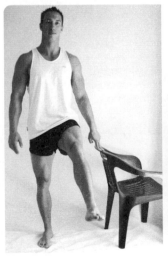
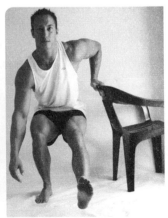

　　舉起左腳，用右腳站立，找一個約與腰齊高的東西，像是椅子，輕輕扶著保持平衡，頭抬起，背打直。

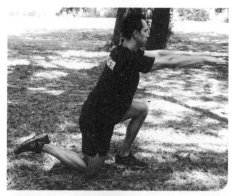

　　緩緩放低身體，彎曲腰部和右膝，直到右大腿和地面平行，而你的肩膀前傾超過膝蓋。保持左腳離地並在前方。不要讓右膝往前超過右腳趾尖。確定背部挺直。

　　然後只用右腿的力量，把自己推起回復原來姿勢。請記得，手扶著東西只是要能平衡，並不是協助你推起身體。站起來後，膝蓋無須完全打直。

　　重複做到再也無法多做一下時，換左腳進行。

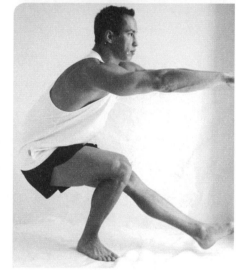

　　變化型：若想容易些，選個高起的台面，站起來之前就坐在上頭，像是茶几或矮凳。這個台面越高，整個動作就變得越簡單。只需用單腳撐住放低身體慢慢坐上去，然後專注於把自己推回原位。隨著你練得更強，使用更低的台面，直到基本上你可以坐在地板上，並以單腳爆發回復。到這個時候，做一個標準的單腳深蹲不過是輕而易舉。

　　將沒用到的腳抬起離地，彎曲在背後。降低身體，直到沒用到的那條腿稍稍觸及地面。進行這個動作的時候，上半身必須前傾，兩手往前平伸，以保持平衡。

　　想來點不一樣的嗎？別扶著椅子了！什麼東西都不要扶，只要把手伸出去找到平衡。這個動作會以前所未見的方式強化兩腿和臀部，還能大大增進平衡。

舉臂單腳深蹲 Pistols

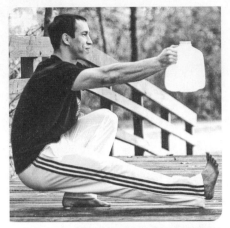

真的準備好想來點不一樣的嗎？做就對了。臀部一直往下，直到觸及用力的那條腿的腳踝。控制好力量，慢慢地做反向動作，接著使力回復原姿勢。

如果你的足踝和髖部屈肌缺乏柔軟度，試看看稍微抬起腳踝，方法是在腳踝下放個差不多一隻拖鞋厚的東西墊著。

雙手拿重物像是水瓶或裝了石頭的背包，平舉於胸前，讓這動作又更加困難。只要發揮創意，這了不起的動作可讓你變得越來越厲害。

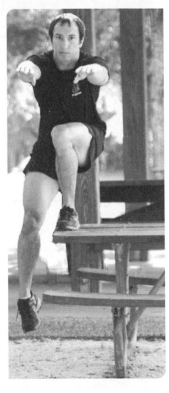

還有個超棒的方法可以用來練習舉臂單腳深蹲，特別是如果你的柔軟度不行，沒辦法讓沒出力的那條腿直直舉在身體前方。找個十分穩固的桌子、書桌、料理台或其他半身高的平台，用來支撐你的體重。就到那上面做。先站在平台上，桌緣就在兩腳之間，一腳站在靠近邊緣的地方，而另一腳懸空。當你用單腳進行深蹲的時候，沒出力的那條腿可以就這麼懸空吊著。一直放低身體直到臀部觸及平台。如此一來，就比傳統的舉臂單腳深蹲的動作範圍更大，實在是鍛鍊肌力的好方法。

還要再更難，而且真的練出超佳平衡感。在站著時，用手抓住腳背放在臀部後面，就像在伸展大腿一樣。讓沒出力那條腿的膝蓋正對下方。接著用站著的那條腿把身體放低，直到沒出力腿的膝蓋碰到地

（如果不是在地毯上做，可放個枕頭或鋪條毛巾）。

　　另一個鍛鍊強大腿部力量的方法，就是在回復原位的時候停頓兩次。當大腿即將與地面平行的時候，暫停不動並數五秒。接下來當大腿剛超過與地面平行的時候，再暫停不動並數五秒。這兩個位置是最大的難關，針對此處加強訓練可讓你的大腿肌力更上一層樓。試看看拿著個重物抱在胸前，每條腿只做一下。

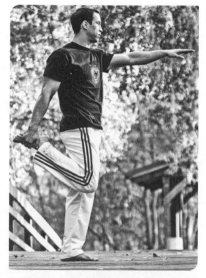

　　再一個很棒的變化，單腳深蹲結束時跳起來。從深蹲接到跳躍是一個順暢連貫的動作。以著地的那隻腳做個深蹲，然後跳起。如果能夠辦到，試看看找個像是電話簿之類的物件跳上去。

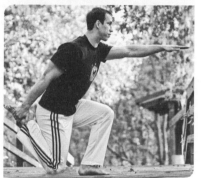

扭捏深蹲 Sissy Squats
大腿、大腿後肌、臀部肌肉（3-4）

　　可別被這動作的名字給騙了。相信我，它做起來可一點都不扭捏。

　　兩腳張開與肩同寬，輕扶著某個與腰齊高的東西以保持平衡。僅彎曲膝蓋，放低身體，後仰，直到臀部碰觸腳踝。此時腳跟應抬高，以腳趾著地。關鍵在於要保持背部和大腿呈一直線，臀部絕對不可彎。然後，用從臀部到小腿的每一塊肌肉，同樣保持與背部和大腿呈一直線，做反向動作，用力推起，直到回復開始的站姿。

　　這和腿部伸展（leg extensions）的動作極為相似，不過用到更多肌肉。

　　想來點不一樣的嗎？你可以用空著的那隻手拿個重物抱在胸前，或背個加了重物的背包。

　　真的好想來點不一樣的嗎？試看看用單腳做這動作！為了平衡，你需要輕輕扶著兩個東西，都約為半身高（像是椅子），放在身體兩側。沒用到的那條腿則往前伸直，略微抬離地面。

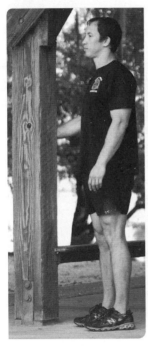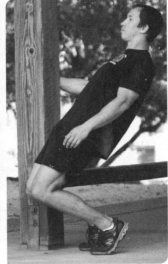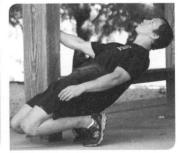

小腿提舉 Calf Raises
小腿（1-4）

　　單腳站在任何台階或其他穩固平台的邊緣，如茶几、浴缸、梯子最下層，甚至是一本厚電話簿都能派上用場，只有蹠骨球站在平台上而腳踝懸空。稍稍扶著欄杆或牆壁以保持平衡。

　　整個動作過程中膝蓋僅微微彎曲，在小腿能夠伸展的範圍內儘量放低身體，撐在那位置一秒，然後儘量把身體推高，站在蹠骨球上。在這最頂端的位置也

撐一秒鐘。

　　當你沒辦法繼續完整的動作時，就做十下快速的部分動作。然後換腳。

　　若要針對小腿內側，做的時候腳趾略向外。同理，若要針對小腿外側，腳趾略向內。

　　如果想修飾小腿上部（腓腸肌），這對想要有漂亮勻稱小腿而非蘿蔔腿的女士們很有幫助，就專注這項動作的上半部，反覆練習（開始時腳踝與腳趾同高，然後儘量舉得越高越好）。同理，若想針對小腿下部（比目魚肌），養出整個比較結實的小腿（因為比目魚肌圍繞著小腿上部，並且往下到腳踝），就做這項動作的下半部，反覆鍛鍊（開始時在最低處完全伸展，然後儘量推得越高越好）。

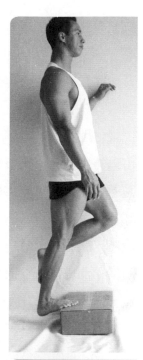

　　變化型：如果一開始用單腳來做過於困難，試試看同時用兩隻腳來做。

　　想要有個超棒的小腿鍛鍊嗎？從樓梯的最底層開始，每隻腳各做一組，然後往上一階，做第二組，然後爬上一階。上十階而不中斷，這就完成一星期的小腿訓練啦。隔天你會很有感覺，小腿好像開始變得結實，成為你想要的形狀了。

驢式小腿提舉 Donkey Calf Raises

　　要是你的肌肉已經習慣於一般的小腿提舉，且不像之前那麼容易練出效果，你也可以做做「驢式小腿提舉」。

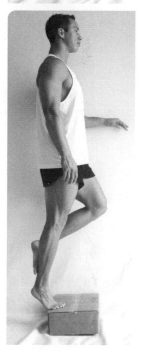

只要臀部彎曲約90度，前臂輕靠著一個東西以保持平衡，像是椅背、欄杆，或是高個幾階的樓梯。同時將臀部往後推。

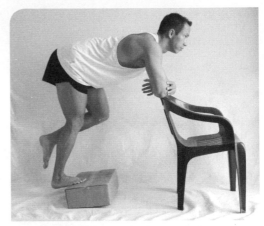

變化型：在動作過程中彎曲膝蓋，可以特別強化小腿下部。讓大腿與脛骨的夾角略大於90度，並將臀部往後翹，而肩膀前傾，手在前面扶著一張較高的椅子或其他東西。而從頭到尾膝蓋都要維持相同的角度，因為這裡並不是在練大腿。

想來點不一樣的嗎？背包裡裝些重物，如果你做的是驢式小腿提舉，甚至可以找個人背在背後。我自己是有個舊背包一直裝著石塊，還有個約十公升有蓋的水桶總是裝滿水。背上背包的同時還拎著水

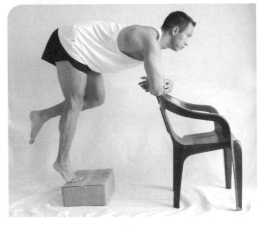

桶，不僅真正操練到我的小腿，同時還加強我的前臂、肩膀和肩帶。我通常會從左腳先開始，拎著水桶並背上背包，努力做幾組標準小腿提舉。然後把水桶放下，彎腰、屈膝，另外做十次驢式小腿提舉，專練小腿下部。最後，我放下背包，再完成十下標準的小腿提舉。然後，我再拎起水桶，換腳，重覆進行整套鍛鍊。然後往上一層階梯，我會作七個階梯，在這之後，就真的沒得練了，因為我的兩條小腿都已經練得非常結實了。

另一個超棒的小腿鍛鍊：做四組的五分鐘田畑式。我背起加了重量的背包，左腳開始練，膝蓋彎曲做很多組的20秒驢式小腿提舉，各組之間休息10秒。

五分鐘過後，換成右腳同樣操練。接下來回到左腳，這回要站直以針對小腿上部，還是要背上背包。同樣地，做五分鐘田畑式（做 20 秒，休息 10 秒），然後換腳。這只需時 20 分鐘，但你已經每條腿都做過 20 組了。

巔峰戰士 The Cliffhanger
小腿（4）

這個動作完全在練平衡和肌力。只需單腳站在台階或任何穩固平台（浴缸或梯子的最低階都很合適）。只有蹠骨球和腳趾能夠碰到那個平台，就和做標準單腳小腿提舉時一樣。重點在於：你不能扶東西。撐住你的腳別動，儘量保持平衡，時間越久越好！你會感覺到每一條小腿的肌肉纖維都在燒，而且越是掙扎著要達成平衡，就越是困難。當然，可別冒著危險來做，隨時都要有個東西能在失去平衡的時候讓你扶住（牆壁、穩固的浴簾掛桿）。計算時間。當我可做到五分鐘的時候，就背上加了重物的背包（約 25 公斤），而現在我每隻腳都能這麼做個三分鐘。它很適合當作小腿鍛鍊的結尾。

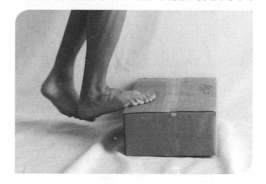

彈跳 Pogo Jump
小腿（2）

保持兩腿幾乎打直，但膝蓋沒有鎖死，盡你所能反覆跳得越高越快越好，不讓腳踝落地。這是進階運動員的絕佳熱身動作，也是初學者培養小腿爆發力的完美練習。

四處跳 Hop Around
小腿（3）

　　單腳站，膝蓋微彎。腳踝彎曲，爆發力量跳起。以很快的速度做這動作，直到再也無法跳離地面，然後換腳。要確定只用蹠骨球推地而起，而且膝蓋並沒有彎很大也沒有打直。

小豬仔 Little Piggies
小腿前方（1-4）

　　這大概是最常被忽略的肌群，對平衡來說是關鍵部位，想要養壯小腿也相當重要。

　　雙腳稍微跨開十幾公分，僅腳踝站在樓梯或其他平台（例如一大本書、茶几或裝滿東西的箱子）邊緣，讓腳板其他部分懸在空中。找個東西輕輕扶著以保持平衡，像是牆壁或者欄杆。膝蓋固定不動，稍微彎曲，將腳趾儘量下壓，越低越好，然後再抬起來，越高越好。身體所有的重量都加在腳踝上，而且除了腳之外全身都不動。反覆做，直到再也做不了為止。

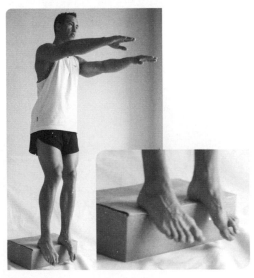
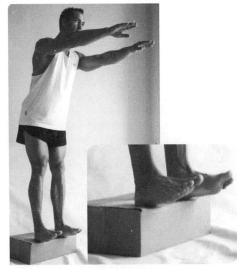

　　由於動作的範圍有限（小腿的相關運動都是如此），為能得到最佳鍛鍊效果，在無法做一下完整的動作後，就儘量繼續做局部動作 30 秒。

　　想來點不一樣的嗎？放手別扶東西。雙手往前伸維持平衡，但可別抓什麼。如此就會大幅增加這動作的功效。

　　當你能夠不用扶東西做三十下的小豬仔，接著試試每次只用一隻腳來做（這時得要輕輕扶著東西），然後換另一邊。等你兩隻小腿都沒力之後，別扶東西兩腳一起做。

核心運動

　　所謂的核心，指的是你整個軀幹的中間部分。不論是外型、功能還是美感方面，它的重要性說也說不完。強健你的核心肌肉，有 90% 的後背痛可以因此消除。除了擺脫疼痛，壯碩的核心在目前可以讓你到海灘時身形亮眼，以後還讓你能夠帶著孫子到處玩──而不是坐在輪椅裡給孫子推著走。這一節的內容包羅萬象，有談到如何做那些最有效果的仰臥起坐和「超人式」，還有「大開大闔剪刀腳」和「俄式扭腰」，一直到進階的動作像是「折刀」以及「旗式」，最後是強化頸部的運動作為結束。

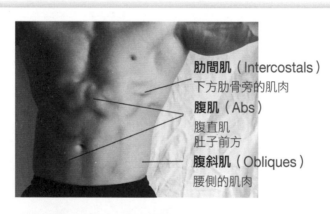

肋間肌（Intercostals）
下方肋骨旁的肌肉

腹肌（Abs）
腹直肌
肚子前方

腹斜肌（Obliques）
腰側的肌肉

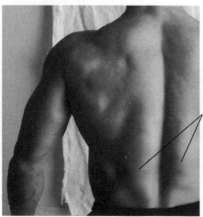

豎脊肌（Erector Spinae）
圍繞著下背部腰間的肌肉

站姿舉膝 Standing Knee Raises
腹肌（1）

站直，兩腳稍稍跨開，然後舉起左膝儘量越高越好。撐住三秒鐘。像這樣維持平衡，也有助於鍛鍊站立腳的所有肌肉。接著慢慢把腳放下，以同樣方式舉起右膝。

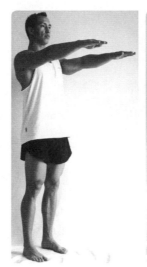
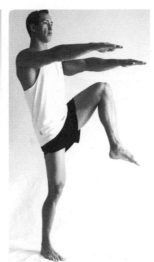

剪刀腳 Beach Scissors
髖部屈肌、腹斜肌（1-3）

身體左邊側躺，左手撐著頭，將右腿儘可能舉高，保持整條腿挺直。停留三秒不動。回復開始的姿勢，然後再反覆做。做完時，翻轉過去另一側同樣進行。

想來點不一樣的嗎？手肘著地將身體撐起的同時做這個動作。你全身從頭到腳都應保持為一直線。這要比標準的剪刀

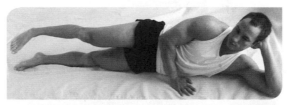
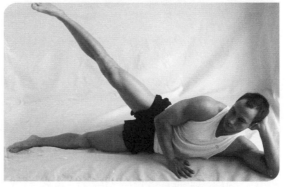

腳更棒，因為它可以強化所有核心肌肉，特別是腹部的兩側。

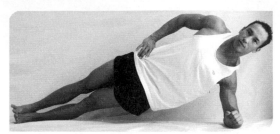

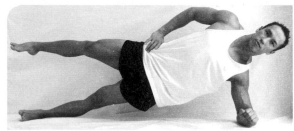

俄式扭腰 Russian Twists
腹肌、肋間肌、腹斜肌（1）

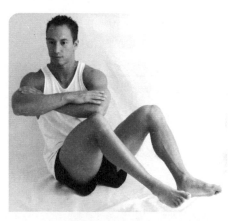

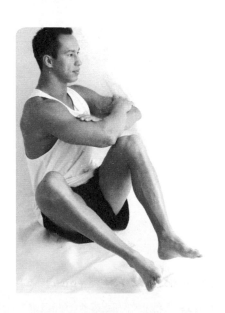

　　上身挺直坐在地上，雙手抱胸，兩膝彎曲。把腳舉起離地。扭轉身體，讓左手肘碰到右膝，接下來往另一個方向扭轉，讓右手肘碰到左膝。來回進行，儘量扭動腰部，範圍越大越好，但不可以把腳放下。如果想的話，你可以把腳踝交叉。

抬臀 Hip Ups

緊實肩膀到腳踝的每一條肌肉，特別著重於腹斜肌和肋間肌（3）

右邊側躺，右手肘置於肩膀正下方。把左腳放在右腳上。現在，把臀部抬起離地，讓身體從頭到腳踝呈一直線。要注意，臀部也要挺直，尤其左臀不可往後傾，都要與身體其他部位保持一直線。慢慢把臀部放低回復原位。做 10 下，然後換邊。

變化型：要是這動作太難，試看看用膝蓋著地撐起來，而不要用腳。你得要稍微彎曲膝蓋，而讓上半身、臀部與大腿呈一直線。

你也可以用一隻手支撐身體，手臂打直，而不是靠手肘，這又增加一點難度。

想來點不一樣的嗎？維持住出力的姿勢，越久越好。試看看做個幾分鐘。一旦可以做得來，試著把上方腳懸空高舉。另一個更進一步的好辦法，而且真的可以練出很棒的腹斜肌，那就是：在動作最高處稍稍上下扭動臀部，儘量撐越久越好。

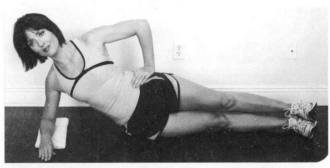

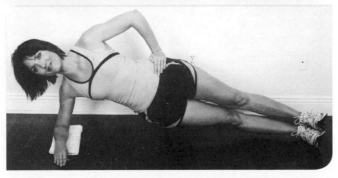

捲腹 Crunch It Ups
腹肌，特別著重在上腹肌（1-2）

我之前訓練的海軍陸戰隊員，有些相當喜歡這動作。背部著地平躺，彎曲膝蓋（臀部越是靠近腳，動作就越容易），找個什麼東西（床、沙發、椅子、茶几等等）把兩隻腳卡進去。兩手環抱於胃部。保持手臂貼著肚子。接著繃緊腹部肌肉，頭與肩膀離地，慢慢將上半身抬起，只需讓手肘碰到大腿根部即可，然後再慢慢降下，直到肩胛骨觸地。但是頭與肩膀不要完全放下，腹部肌肉持續緊繃著。儘管這項動作的範圍很小，但是效果很大。

做個 100 下，分成幾組都行。隨著你的腹肌越練越壯，組數就會越來越少，直到某天你可以做 100 下而不用休息，腹肌將變得又結實又平坦。

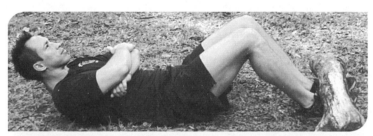

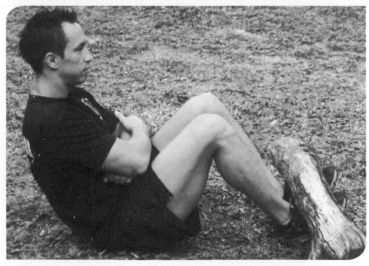

反向捲腹 Crunches
上腹肌（1）

　　這是個歷久彌新的鍛鍊方式。背部著地平躺，兩手擺在腦後，雙膝彎起並讓大腿與地面垂直，腳踝懸在空中交叉。

　　緊繃腹部肌肉，頭與肩膀離地，抬起胸膛朝向膝蓋。所有這類動作都一樣，要保持下巴與胸膛約有一個拳頭寬，以避免對頸部施加不必要的壓力。在最高位置時撐住一會，大口呼氣。接著再放下。動作範圍應該要相當小，也許只有把肩膀抬起離地十公分。

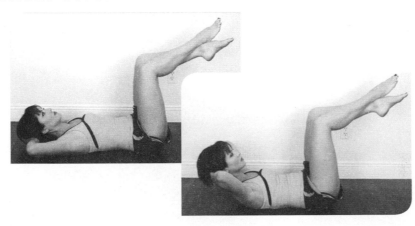

　　變化型：如果你可以讓肩胛骨都不要碰到地一直做，就會非常有效果。

　　你也可以做側邊捲腹，方法是舉起上半身向前並往旁邊扭轉，讓左手肘觸及右膝，接著馬上讓右手肘觸及左膝，然後放低肩膀，再反覆進行。或者，讓左手肘碰到右膝，然後肩膀放

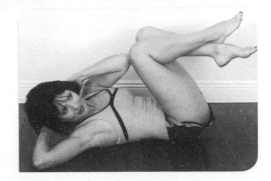

低，接著再上來讓右手肘碰到左膝，上下、上下……，就是這麼簡單。

抬腿 Leg Lifts

下腹肌、髖部屈肌（1-2）

仰躺，雙手墊在臀部下方，頭微抬（有助於強化頸部）。

開始的時候兩腿併攏、打直，舉起離地約 15 公分，接下來把腿抬高，直到與地面成 45 度夾角。確定膝蓋打直。撐住 2 秒，接著緩緩放下雙腿，然後反覆做。

變化型：開始的時候兩腿與地面成 45 度，然後把腿抬高直到和地面成 90 度夾角。

想來點不一樣的嗎？想不想做些有趣的動作？腳併攏，腿打直，在空中寫出你的全名，一筆一劃地寫。這是我從烏克蘭的軍隊那學來的。

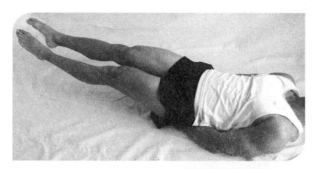

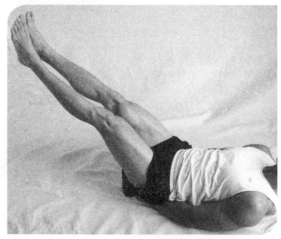

仰躺踢腿 Flutter Kicks

下腹肌、髖部屈肌（2）

　　仰躺，雙手墊在臀部下方，頭抬起。保持兩腿打直併攏，和前面抬腿動作相同，把腳舉到空中，離地約 15 公分。

　　將右腿舉高到離地面 90 公分的位置，然後放下來並回復與左腿等高，距地面 15 公分。左腿也重覆相同動作。動作可快可慢，重點是要確定有控制好力量。

　　變化型：雙手交叉放在胸前，動作就會變得困難一些。

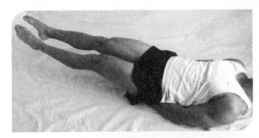

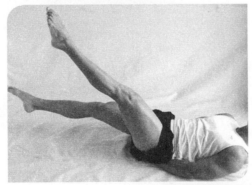

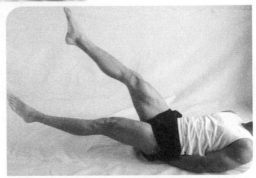

大開大闔剪刀腳 Hello Darlings
下腹肌、髖部屈肌（2）

仰躺，雙手墊在臀部下方，頭抬起（有助於強化頸部）。雙腿打直，把腳舉高到空中，離地約 15 公分。腳往左右兩側儘量張得越開越好，然後再闔上。

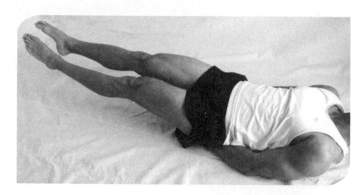

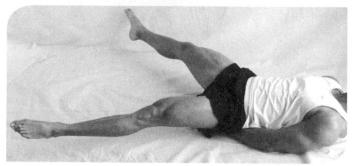

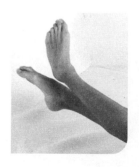

想來點不一樣的嗎？兩手交叉放在胸前，增加這動作的難度。

你也可以在每一下動作的最後讓腳踝交叉，而不僅僅是兩腳併攏。雙腳交叉時，每次都要交換上下位置。

空踩腳踏車 Bicycles
全面鍛鍊腹肌、肋間肌和腹斜肌的最佳運動之一（2）

　　仰躺，兩腿打直，手放在頭下方兩側。頭與肩膀離地，舉起雙腿，完全伸展，離地約 15 公分高。把右腿的膝蓋拉向胸膛，同時讓左手肘碰到右膝蓋。現在開始「踩腳踏車」，每當膝蓋拉向胸膛時候，便用對側的手肘去觸碰。要注意，在把膝蓋往胸膛拉回來之前，一定要完全伸展開來。

　　讓這個動作真正有效果的關鍵在於，要慢慢地做，控制好力量地做。極為緩慢地做個 10 下，要比快速地做個 30 下更能強化軀幹中段部位。

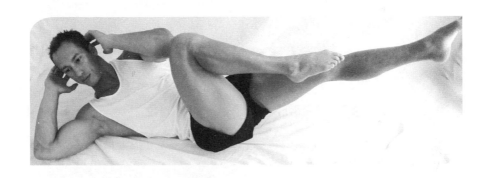

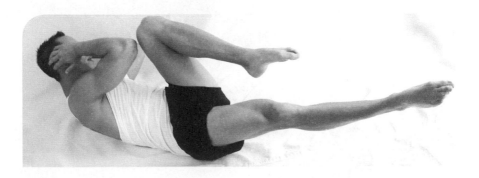

V 字起坐 V-Ups
腹肌、髖部屈肌（2）

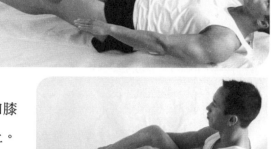

算得上是最棒的腹部運動。

仰躺，手臂放在身體兩側。只讓臀部留在地面，把胸膛和膝蓋舉高相互靠近，幾乎到要碰到為止。接下來上半身後傾並且兩腿伸直，讓肩膀還有腳都離地十多公分。

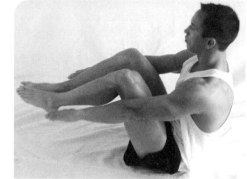

變化型：又名「划槳手」（Rowers），你可以運用雙手做出像是在划槳的動作，當你將膝蓋拉起時兩臂打直伸展，而當你把腳伸直並上半身往後傾的時候，把手收回胸前。要確定只能彎曲手肘，並要保持手肘固定於身體前方的相同位置。

側邊 V 字起坐 Side V-Ups
肋間肌、腹斜肌、腹肌（3）

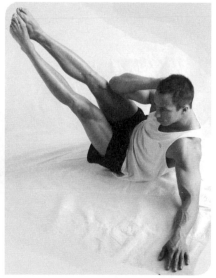

身體左側著地躺好，左臂往前方伸直貼地，掌心朝下。右手置於腦後，手肘翹高

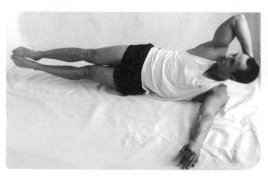

向著天花板。兩腿併攏打直，接著抬起兩腿與上半身，讓膝蓋觸碰到右手肘，只有腰部能彎曲。這時腿和上半身應成 90 度夾角。然後慢慢把腳放回地面，做下一次之前別讓腳著地。

鐵十字 Iron Crosses
腹肌、腹斜肌、肋間肌（3）

仰躺，兩腿往上伸直指向天花板，與上半身成 90 度夾角。兩手臂張開平伸貼地，和身體保持垂直，掌心朝下貼地。

頭抬離地面，將兩腿往右放低，使得身體與腿還是呈 L 形。就當腳快要碰地之前，往回舉高至直立位置，接著往另一側放下。再度把兩腿抬回來使其朝上，保持兩腿伸直。重複做，繼續將腿往兩側放下。

變化型：如果膝蓋彎曲來做，就會比較簡單。

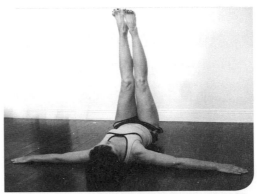
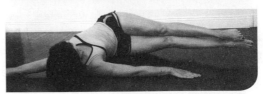
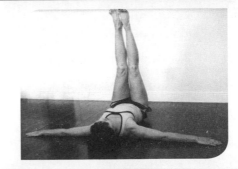
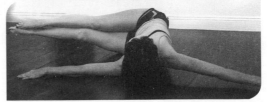

折刀 Jack Knives
腹肌、髖部屈肌（3）

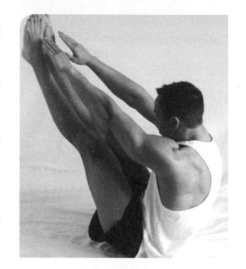

這是專為腹肌還有協調性很強的人所設計的動作。

仰躺，雙腿抬起離地 15 公分，手臂伸直舉在頭上。接著僅讓臀部著地，同時將胸膛和挺直的兩腿抬起，直到手與腳相碰。然後胸膛和手臂後傾回來、兩腿放下，直到肩膀和腳都離地約 10 公分為止。

變化型：如果想要簡單一點，可以在動作最低位置時，讓肩膀放低回到地面。

懸垂抬腿 Hanging Leg Lifts
腹肌、髖部屈肌、前臂（3-4）

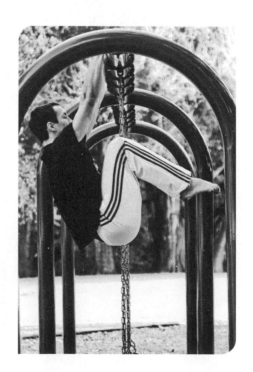

找個東西可讓你吊著並能支撐你的體重。高度最好夠讓你懸吊著的時候兩腳離地。不過，要是找不到那麼高的，腳著地而腿稍彎也是可以。我用過門框、門板頂端、引體向上拉桿、樹幹、露台的邊緣，還有像照片中那樣利用秋千架的上端橫桿（動作之前，務必確認是堅固穩定的）。懸吊著的時候，膝蓋往胸膛舉高。接著放下回復原位，不可搖晃。

變化型：把膝蓋往側邊舉起，每次交

替換邊，這就會更著重於肋骨邊以及肋骨下的那些肌肉（肋間肌和腹斜肌）。

想來點不一樣的嗎？當你練熟了屈膝抬腿，試試看兩腿打直了來做！至於健身高手，我建議可以把腳舉到和手一樣高（或依據你的柔軟度越高越好），然後再放下回復原位，不可搖晃。如果想在門板上做這動作，身體得要非常柔軟且強壯才行，如果用的東西讓你在最高處的時候上半身可以稍稍後傾，就會比較容易，例如使用引體向上拉桿。

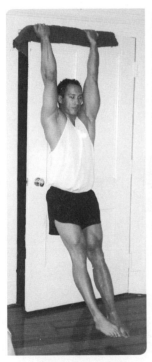
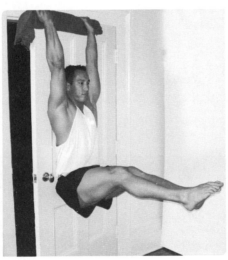
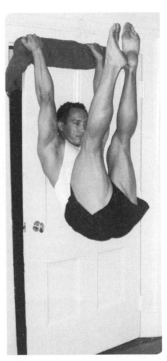

旗式 Flags
腹肌、腹斜肌，次要著重於三頭肌和前臂（4）

這動作是專為健身高手所設計！

平躺在地，雙手扣住接近頭頂的某個固定住的東西（或者至少要非常重，像

是有人坐的沙發）。繃緊全身
上下（頸部除外）的肌肉，直
到全身舉起騰空，只留下肩膀
和頭與地面接觸。撐住兩秒鐘，
然後控制好力量，緩緩把身體
放低，回到地面。

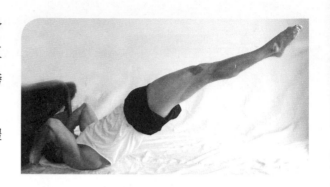

陸上游泳 Swimmers
臀部肌肉、下背部（2）

肚子朝下趴著，手臂往前方伸直。僅抬起右腿和左臂，盡可能越高越好。撐在最高處三秒，然後慢慢放低。接著抬起左腿和右臂。同樣撐住三秒，然後放低回復原位。來回換邊練習。

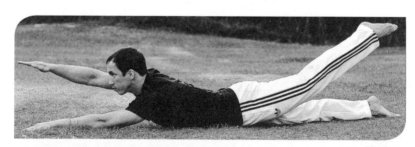

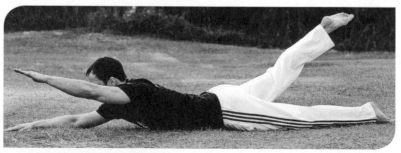

超人式 Supermans
臀部肌肉、下背部（3）

肚子朝下平躺，手臂往前方伸直。保持手、腳挺直，抬高離地儘量越高越好，只有軀幹和骨盆仍與地面接觸。撐住三秒鐘並反覆練。

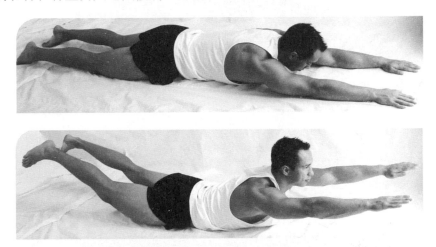

變化型：有好幾種不一樣的**超伸展式**（Hyperextensions），鍛鍊同樣的肌肉。你可以把雙臂放在身體側邊，或將兩手貼著下巴，然後抬腿的同時也把手臂高舉，像超人的動作。我最愛做的是「**飛翔耶穌**」（The Flying Jesus），兩手臂往身體兩側平伸，和身體形成 90 度夾角，然後同時抬起雙臂與雙腿。

枕頭槓桿 Pillow Humpers
臀部肌肉、下背部、大腿後肌、豎脊肌、後頸部（3）

肚子朝下趴著，兩腳勾住沙發這類固定物，沒東西可勾的話，就平貼牆壁，運用腳板與壁面之間的摩擦力，保持雙腳固定不動。在髖部下方放個緊緊捲起的毛巾或枕頭。雙手抱在後腦勺，抬起上半身離地儘可能越高越好，同時要維持腳趾觸地。在動作最高的時候，目光儘量往上看向天花板，確實擠壓背部肌

肉，並收緊臀部。

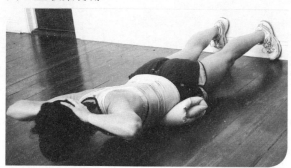

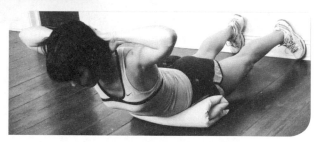

撐體 Plank

從肩膀到小腿強化全身幾乎每一條肌肉，特別著重於整個核心區，包括腹肌、下背部、臀部肌肉、髖部屈肌（2）

這動作既簡單又有效。肚子朝下平趴在地，手肘彎成 90 度，與肩同寬，將身體撐起離地，使前臂平貼地面。可放個枕頭墊在手肘下，會比較舒服。撐住這個姿勢，越久越好，一到兩分鐘就很優秀了。要確定保持骨盆向下，而且從頭到腳踝都維持一直線。休息 30 秒，反覆練。

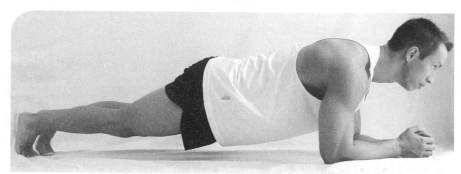

變化型：靜態伏地挺身。只需停在伏地挺身的開始姿勢不動，撐著手臂打直鎖定。除了練到核心，這動作還會強化肩膀、三頭肌以及胸肌。

等你熟練這動作，試看看在做的同時將右膝往胸膛抬起，腿不可碰地，撐住3秒。然後腳尖再回到地面，接著換抬起左膝。

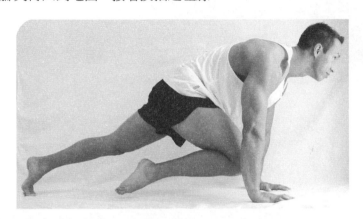

想來點不一樣的嗎？ 試看看手臂不是伸直，而是在彎成 90 度的時候撐著做靜態伏地挺身。

對角線伏地挺身 S&M Push Ups

所有核心肌群，還有胸肌、三頭肌和三角肌（1-3）

以傳統伏地挺身的姿勢開始，接著抬一條腿直直往後舉高，並抬起對側的手臂往前舉高。保持頭部與脊椎在一條直線上，儘量把自己伸展拉長。盡你所能撐得越久越好，再換另一組手腳。

變化型：開始的時候四肢（手掌和膝蓋）著地，在整個過程中都有一邊的膝蓋在地上，這動作就會比較簡單。若要做更困難的，試試單手伏地挺身，同時把另一側的腳舉高，整條腿往後完全伸展。

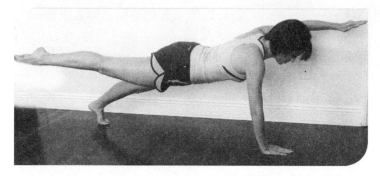

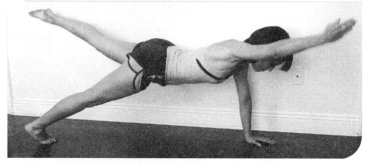

「是」、「不是」、「大概」Yes, No, Maybe's

頸部（1-4）

這動作能有效緩和你目前的頸部不適，並避免復發。頸部的肌肉通常完全被忽略了。可別認真鍛鍊出壯碩的肩膀、胸肌還有斜方肌，卻讓脖子像根鉛筆似的。

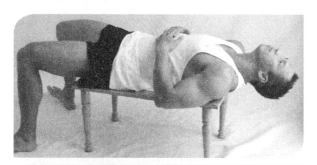

背朝下仰躺在餐桌、書桌或床上，頭懸出邊緣外。直直上、下移動頭部，就像在點頭（「是」）。

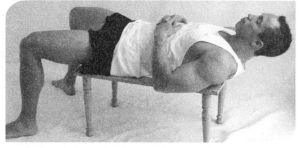

　　或者，水平移動頭
部，往左或往右，一直
到耳朵接近同側肩膀，
回到中間時稍做停留
（「大概」）。

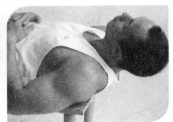
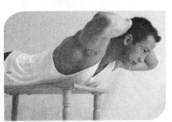

　　或者，轉動頭部，向右看然後再向左看，回到
中間時稍做停留（「不是」）。

　　還有個很好的方式，慢慢轉動頭部繞圈，每隔
一組交替換方向。

　　若要鍛鍊頸部後側，
肚子朝下趴著（或是
跪著把頭垂下），雙
手交疊置於腦後，上
下移動頭部，並試著
用手向下壓。

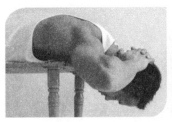
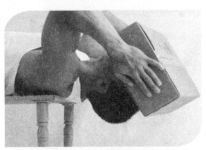

　　想來點不一樣的嗎？雙手交疊，用任一隻
手的手背放在前額，試著把頭往下壓，以增
加動作的阻力。

　　一旦頸部練到夠結實，也可以在額頭上頂
著字典、電話簿之類的重物，然後重複做上
述的動作。

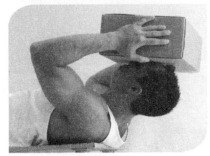

特別收錄

超棒的全方位高強度運動！

　　這一節所介紹的組合動作，有些可能看似很難上手，不過實際上都相當容易而且效果卓著。工作忙了一整天之後，或是在時間有限的壓力下，都可以如此健身：只需連續做個 100 下的八拍健身操。當然，這很累，可是花不到 10 分鐘的時間，你就能把身體練好。如果目前還無福消受，那就做個 50 下的四拍健身操，分成幾組做完都沒有關係。等你總算可以連著一口氣做 50 下，不需休息，再加到 60 下，如此一直到可做 100 下為止。剛開始的時候先做四拍健身操，練到可做波比操，然後才是八拍健身操。請牢記：要想一氣呵成，那就得使出渾身解數才行！

四拍健身操 4-Count Bodybuilders
胸肌、三頭肌、肩膀、核心、闊背肌、髖部屈肌（3）

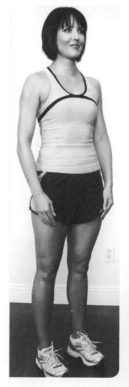

兩腳併攏，直立站好。往下深蹲，手掌放在腳外側的地面上（第一動）。

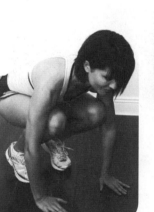

腳往後踢出，成為伏地挺身的開始姿勢（第二動）。

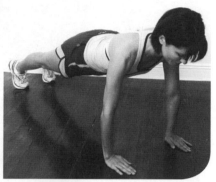

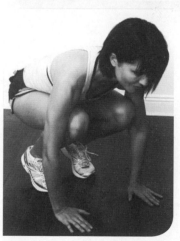

蹬腳往回收，膝蓋又再到胸前，成為深蹲姿勢（第三動）。

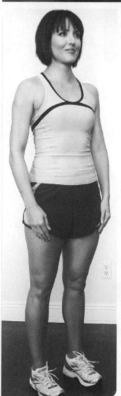

站起復位（第四動）。

波比操 Burpees

胸肌、三頭肌、肩膀、核心、闊背肌、髖部屈肌、股四頭肌、臀部肌肉、小腿（3）

兩腳併攏，直立站好。
然後深蹲，手放在腳前方
的地面。

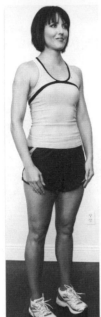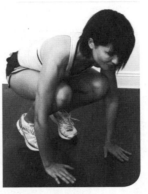

雙腳往後踢出，成為傳統伏
地挺身的開始姿勢。

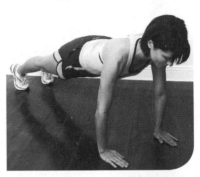

做一個伏地挺身。

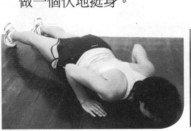

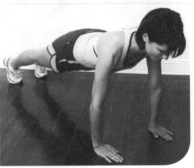

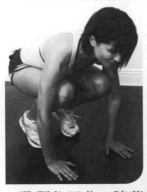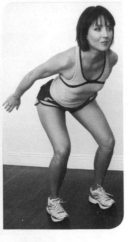

蹬腳往回收，膝蓋
又再到胸前，成為深
蹲姿勢。

騰跳離地，兩條
手臂高舉過頭。
落地後，重複上
述動作。

變化型：如果在平地上做伏地挺身對你來說仍然有點困難，那就試著把手放在某個高起的平台上來做，像是茶几或是躺椅的邊緣。

八拍健身操 8-Count Bodybuilders

胸肌、三頭肌、肩膀、核心、闊背肌、髖部屈肌（3）

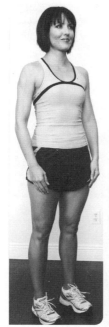

兩腳併攏，直立站好。手放在腳前方的地面（第一動）。

雙腳往後踢出，成為傳統伏地挺身的開始姿勢（第二動）。

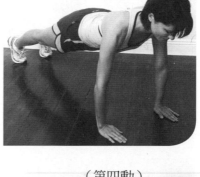

做一個伏地挺身（第三動）。

（第四動）

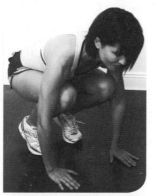

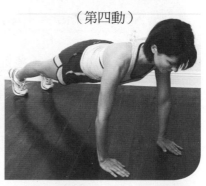

腳往兩邊踢開（第五動）。

腳收回來（第六動）。

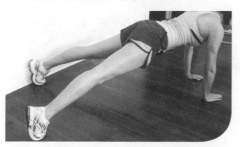

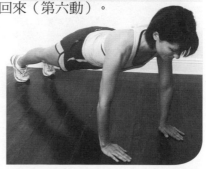

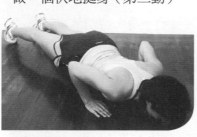

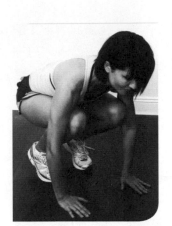

同時把雙腳蹬回，
收到手邊（第 7 動）。

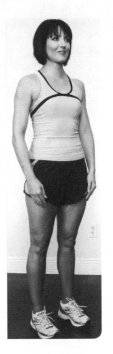

站直，回復原位
（第 8 動）。

想來點不一樣的嗎？試看看，在伏地挺身最低位置的時候，把腳往兩邊踢開，就會難得多。身體越緊繃越是要注意姿勢的正確，這套運動的難度越高，效果也就越好。

蜘蛛人 Spidermans（4）

這個精英級的動作差不多可鍛鍊到全身，特別著重在核心、背部和胸膛。在開始做它之前，應先充分熱身。

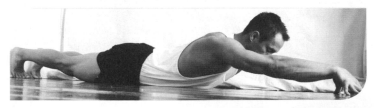

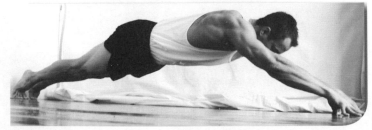

肚子朝下趴在地，兩手臂往頭頂上伸展拉開。手腕彎曲，用指尖著地，雙腳則用蹠骨球著地。接著，做個深呼吸，憋住，腹部收緊，恥骨內縮，使勁把身體中段舉

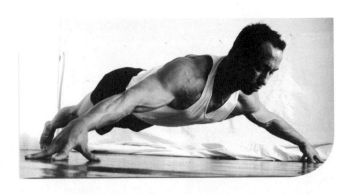

起抬離地面。這可不是在開玩笑！為了保護下背部，要確定在做這動作的過程時，要緊繃身體中段的肌肉，使其堅若磐石。

變化型：完全按照上述要領，但手掌並不是置於前方，而是往兩邊伸展開來。這種做法更著重於胸肌，而且會稍稍容易些。

你也可以掌心貼地，減少手指所受的張力。

想來點不一樣的嗎？開始的時候肚子著地，但手腳都放在稍微高一點的平面上，例如電話簿之類的。

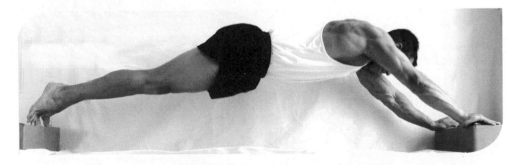

農夫走路 Farmer's Walk
幾乎鍛鍊到全身每一條肌肉（4）

每隻手都握住一個你所能拿起最重的東西（或是兩手合抱一物），開始走動，直到非得把重物放下不可。保持背部挺直，並緊繃身體中段的肌肉，使其

堅若磐石。可發揮創意。大的水罐、好幾塊木頭或磚塊用繩子或鍊條綁在一起，裝滿砂或石頭的袋子或是背包，想到什麼都行。去回收場看看能不能找到什麼——舊冰箱、引擎，汽車零件，隨便什麼東西。

馬力十足 Horse Power
全身每一條肌肉（4）

車子排入空檔，停在平坦不供通行的馬路上，或是自家車道上。務必要確認方向盤打直，沒有偏向任何一邊。接下來，用力推車，盡你所能推得越遠越好！誰曉得，說不定哪天你就可以參加 ESPN 的《世界力士大賽》節目，和眾人一較高下。

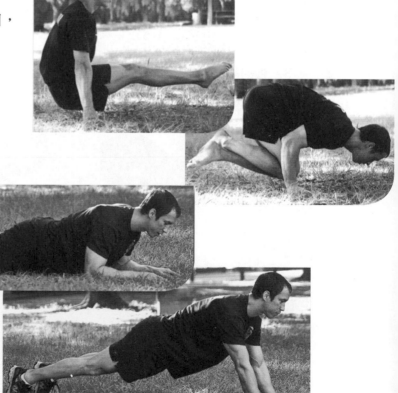

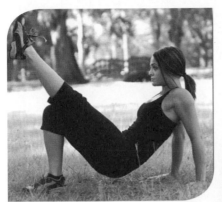

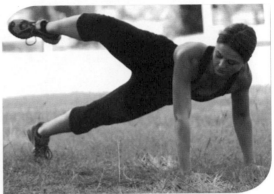

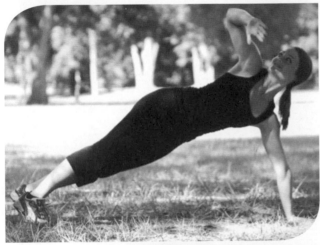

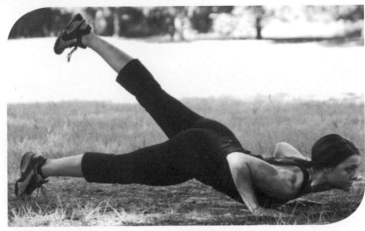

12 健身規劃

本章是為了不想自己規劃安排，寧願遵循簡單、特定課程表操作的人所設計。每週只需運動 4 或 5 次，每次 20 到 30 分鐘，共 10 週一個循環。

這和重量訓練的課程有所不同，並不是每個人都做相同的那幾樣動作，只調整所舉啞鈴的重量而已。每個人的能力不同，要做哪些動作也必須有些區別。這裡的基礎級（入門）、一級（中階）、精練級（進階）、領袖級（精英）分級的健身規劃，是依據同樣堅實的訓練原則，再配合不同的「分期」類型，設計而成。關於背後的分期與科學依據，如果有興趣的話，可參考附錄三。

有些初學者，可能會發現總結來說體重只有些微差異，但是腰圍會變細，同時肌肉也變得比較緊實。我們在乎的是身體組成，這要比單單盯著體重計的指針來評估健身規劃是否有效還重要。

你要有耐心。如果本來就過重，又是十年來都沒運動，十年漫不在乎的結果怎麼可能在兩個月內突然改變。但如果能堅持下去，終究會得到想要的體型。而且若要長期維持住，它必然就是個緩慢過程。如前文所說，女性最好是每週減去 0.22 公斤，男性的話還可以再多減一些。可別每天上磅秤檢查，把自己折磨得要命。本書的規劃將幫助你進行最有效率的鍛鍊，但它不會短視近利，犧牲掉長期目標。這絕對不是為期兩個月、一次搞定的神奇課程。如果有什麼書籍、產品、課程、藥丸或飲食法這樣宣稱，那真該拿去燒掉。

我花了十年工夫，精心設計出這套課程，盡可能用最少時間得到最佳結果，不僅僅只維持十週或甚至十年，而是能一輩子受用。做完一期，你可以休

息一兩週，然後再開始做下一期，持續不斷加強成果，同時還能避免耗損。當你的體能越練越好，只需投入難度較高的動作或是變化型。也就是說，健身課程的輪廓並未改變，只有鍛鍊的動作本身有所變化。

每個 10 週的課程分成四期。每期運用不同的鍛鍊方式類型，這會在後面詳加解說。肌耐力期（第 1-2 週）採用「階梯式」，強度低但反覆多次進行，以提升動作的效能。到了肌力養成期（第 3-4 週），強度會比前兩週提升，不過總次數較少。爆發力期（第 5-6 週），轉換為強度更高但次數更少。最後，波動期（第 7-10 週）將會運用之前學到的所有方式，並再添加些新的。在這一期中，一週內每天的鍛鍊類型都不相同，而且每週還會用不一樣的鍛鍊方式來加強推的、拉的、腿的以及核心動作。這時你的健身規劃可以再加一天，變成每週 5 天，最多就這樣，而這 5 天當中有兩天只要花 16 以及 20 分鐘即可完成。

至於各個動作的名稱，可參考索引。一旦你對自己的能力更加了解，也更熟練各項健身動作，就會想要開始自己擬定課程，從規劃表所列舉的項目當中挑選組合。請盡情享受，大膽嘗試！再次強調，唯有自己上場面對，自主管理你的健身規劃，才能充分發揮身體潛能。到頭來，什麼對你是最好的，只有自己才知道。請確實遵循以下幾個簡單的原則：

● 不同類別的動作，無法互換。舉例來說，腿的動作不能用推的動作取代。

● 絕對不能只選那些你做起來輕鬆自在的！要想練出好身材，就得偶爾放棄舒適享受。可別隨便相信電視廣告，它們找來二十多歲的年輕男女，面帶笑容不流一滴汗，坐在什麼新奇的健身器材上面，就變出令人稱羨的好身材。你得要下苦功。

● 要確定都能以正確的姿勢做完所要求的次數，也不多做超過所需反覆的次數。

● 堅持只做基本上為複合式的動作，也就是要用到兩個以上關節的姿勢，像

是肩膀和手肘（伏地挺身），或是髖部和膝蓋（深蹲）。這些動作會練出
更好的平衡，更增進心跳速率，刺激長出更多肌肉，而且要比單一獨立的
動作更有功用。（你上一回只用一處肌肉使勁出力是什麼時候的事？）
和許多其他人的規劃做個比較，你會發現，我所設計的健身規劃在腹部肌
肉較少著墨。這是當然的啦！練習做複合式動作的運動員，用到核心的穩
定，和坐在健身房裡費力擠出點力氣做仰臥起坐的人相較，前者身體中段
的力量更強。在挑選要做哪些運動時，優先採用會鍛鍊到大肌肉群的複合
式動作。

請看我的網站 MarkLauren.com，還有一些更簡短、但更強的 20 分鐘鍛鍊。

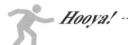 *Hooya!* --

分期鍛鍊

偶爾會因各種原因使得進展有低潮起伏，這十分正常，別因此退縮。往前三步，後退
一步；往前四步，後退兩步……，人生很多事情皆是如此。身體不可能就這麼以線性方
式無窮無盡地進步下去。然而若採傳統健身計劃，我們有限的回復能力終將無法應付它
的要求，而陷入停滯，且遠遠超乎我們所願。我的規劃所採用的「分期」，就是為了應
對這個問題，用比較沒那麼苛求的鍛鍊期，著重於動作熟練度以及肌耐力，來與高強度
的鍛鍊期相互平衡。--

各種鍛鍊方式

階梯式

任何一種動作做一下，休息，做二下，休息，做三下，休息，依此類推，直到再多做會讓你在之後的動作組肌肉沒力。一旦到達這個程度，就往下減少而不需重複最多的次數。休息的間隔就像之前鍛鍊的間隔一樣。因此，隨著次數增加，你就會有更多休息，而次數越來越少回復到一的時候則是較少休息。

在這一期當中，每個運動都應做 7.5 分鐘的階梯。如果你回到階梯的最底層（只做一下）而所設定的時間（7.5 分鐘）還沒用完，只需再開始另一次階梯式鍛鍊即可。同理，你可能還來不及返回最底層，那也沒有關係。

一定要自我要求做出正確的動作。如果在階梯式鍛鍊期間肌力耗盡，那就是上太高沒來得及往下。這套設計的目的是要達成多量、低強度的鍛鍊。

只在少量反覆的範圍內做階梯式鍛鍊並無不妥，你甚至可以在階梯鍛鍊結束前只做一下，以避免肌力耗盡。

交替換邊進行的動作，要等兩側都做完所規定次數才能休息。

間歇組

- 每個動作 3 組。
- 每組反覆 6-12 下。
- 每組期限 3 分鐘。開始做的時候計時，直到沒力或做滿 12 下即可，剩下的時間就休息。計時開始做第一組（6-12下），第 3 分鐘開始做第二組，第 6 分鐘開始做第三組，然後第 9 分鐘做下個動作的第一組，以此類推。
- 各個動作總計做三組，每組應該讓你在 6-12 下的範圍內用盡力氣。如果不然，就得找個難度適當的動作或是換個變化型。

● 所有單側肢體的動作，像是保加利亞式跨腿深蹲，單腳羅馬尼亞式提舉以及側弓箭步，先做同一側，除非有特別指明應該每次換邊。以非慣用側開始，然後換成慣用側。

大組

● 每組期限 4 分鐘。

● 第一組做 1-5 下，然後馬上接著做下個動作 6-12 下。這兩個動作連著做不休息，就構成一個大組。

● 每個動作配對做兩大組。由於只有三個動作配對，一天只做了 6 個大組，各為 4 分鐘。第一大組開始計時，到第 20 分鐘時做最後一組。

● 各個配對的第一個動作不應做到沒力。

● 做動作的時候儘量控制好！各個配對當中，第一個動作應該要有緩慢（2-3 秒）的反向回復動作，以及繃緊肌肉且控制得宜的爆發式主動作（約一秒），每一下的開始前和結束後都停留一秒。第二個動作應該儘量做得越快越好，但姿勢不可跑掉。

● 至於單邊肢體的動作，應該每做一下換邊。

循環間歇組

在 20 分鐘之內做某個動作，反覆循環的次數越多越好，中途不休息。如果因為肌肉沒力了而暫時停止，沒有關係，但休息要儘可能越短越好。

田畑式

20 秒的運動然後是 10 秒休息，做八組，共計 4 分鐘。找到你能維持整整八組的運動韻律，但要全力以赴。理想中，任何一次 20 秒鍛鍊時段所做的次數不應顯著減少。這是種高強度的訓練。

挑選你的健身規劃

任何人只要身體健康能做點激烈運動，都可以試試我為初學者設計的「基礎課程」。請注意，如果你有任何疑問，都要在開始從事體能訓練課程之前向醫生諮詢。

一級課程最低要求

要想開始一級課程，至少應能做到以下幾項要求：

推的動作：10 個伏地挺身，動作最高及最低位置都停留兩秒鐘。

拉的動作：10 個「讓我起來」，腿打直而且腳貼地。

腿部：15 下的後弓箭步，每條腿在動作的最低處要停留 3 秒鐘。

核心：維持住靜態伏地挺身的姿勢一分鐘。

如果你還無法達成一級課程的最低要求，就從基礎課程開始練習。

精練課程最低要求

推的動作：手放在大腿中段高度的平台做 16 個單臂伏地挺身，每做一下就換邊，左右分別做滿 8 下。

拉的動作：5 個引體向上，動作最高及最低位置都停留兩秒鐘。

腿部：24 下的交互單腳深蹲，讓臀部下沉到輕觸略低於膝蓋高度的平台上，每一下左右交替換腳，總共各做 12 次。

核心：維持住靜態伏地挺身的姿勢 3 分鐘。

領袖課程最低要求

推的動作：16 個單臂伏地挺身，每做一下就換邊左右分別做滿 8 下。

拉的動作：12 個引體向上，動作最高及最低位置都停頓一秒鐘。

腿部：24 下的舉臂單腳深蹲，每做一下就換邊左右分別做滿 12 下。

核心：維持住靜態伏地挺身的姿勢 5 分鐘。

如果你想追蹤記錄每天所做各項動作的次數，可以到 MarkLauren.com 下載紀錄表格，或下載《You Are Your Own Gym》智慧手機 app，按步驟引導你做完 10 週的課程，還能留下鍛鍊資料。

基礎課程│初學者適用

★第1-2週　★肌耐力期　★（階梯式）

	第1天 推／拉	第2天 腿／核心	第3天 推／拉	第4天 腿／核心
鍛鍊動作	伏地挺身／ 手放高	交互後弓箭步	伏地挺身／ 手放高	側弓箭步
	讓我進去	交互單腳 RDL	讓我進去	交互單腳 RDL
	坐姿撐體／ 腳在地	深蹲	坐姿撐體／ 腳在地	深蹲／ 最低處停1-3秒
	讓我起來／ 膝蓋彎曲	陸上游泳	讓我起來／ 膝蓋彎曲	側捲腹

RDL= 羅馬尼亞式提舉

★第3-4週　★肌力養成期　★（間歇組）

	第1天 推	第2天 腿	第3天 拉	第4天 核心
鍛鍊動作	伏地挺身	保加利亞式跨腿 深蹲	讓我進去	抬腿
	軍式推舉／ 手放高	側弓箭步	讓我起來／ 膝蓋彎曲	超人式／超伸展， 手置頷下
	窄手伏地挺身／ 手放高	深蹲／最低處停 1-3秒	讓我進去／ 手掌朝上	俄式扭腰
	坐姿撐體	枕上單腳 RDL	毛巾曲臂	陸上游泳

	第1天 推	第2天 腿	第3天 拉	第4天 核心
鍛鍊動作	1.伏地挺身／ 　腳放高 2. 飛推	1.交互後弓箭步 　／最低處停4-6 　秒 2.豐田式	1.輔助門板引體 　向上（用個椅 　子放腳或跳 　上，但著重於 　反向施力） 2.讓我進去	1.V字起坐 2.俄式扭腰
	1.軍式推舉 2.拇指向上	1.交互前弓箭步 　／最低處停4-6 　秒 2.側弓箭步	1.讓我進去／最 　高處撐4-6秒 2.毛巾曲臂	1.超人式 2.陸上游泳
	1.窄手伏地挺身 2.坐姿撐體	1.枕上交互單腳 　RDL 2.深蹲／最低處 　停1-3秒	1.讓我起來／反 　握且腳打直 2.讓我進去／手 　掌朝上	1.懸垂抬腿／曲膝 2.抬腿

★第5-6週　★爆發力期　★（大組）

★第7-10週　★波動期				
	第1天 推	第2天 腿	第3天 拉	第4天 核心	第5天
第7週	階梯式	大組	間歇式	田畑式	循環間歇
鍛鍊動作	1.軍式推舉／手放高 2.伏地挺身／手放高 3.窄手伏地挺身／手放高 4.坐姿撐體／曲膝	1.交互後弓箭步／最低處停4-6秒＋豐田式 2.交互前弓箭步／最低處停4-6秒＋側弓箭步 3.枕上交互單腳RDL／中途停1-3秒＋彈跳	1.讓我進去 2.讓我起來／曲膝 3.讓我進去／掌心朝上 4.毛巾曲臂	1.俄式扭腰 2.剪刀腳 3.站姿舉膝	1.交互後弓箭步10個 2.讓我進去8個 3.伏地挺身6個
第8週	田畑式	階梯式	大組	間歇組	循環間歇
鍛鍊動作	1.伏地挺身／手放胸高 2.搖椅 3.波比操／手抬至腰高	1.交互後弓箭步 2.交互單腳 RDL 3.深蹲／最低處停1-3秒 4.早安／最低處停1-3秒	1.輔助門板引體向上（用個椅子放腳或跳上，但著重於反向施力）＋讓我進去 2.讓我進去／最高處撐4-6秒＋讓我起來／曲膝 3.讓我起來／反握且腳打直＋讓我進去／手掌朝上	1.抬腿 2.超人式／超伸展，手置頜下 3.俄式扭腰 4.陸上游泳	1.交互後弓箭步10個 2.讓我進去8個 3.伏地挺身6個

	第1天 推	第2天 腿	第3天 拉	第4天 核心	第5天
第9週	間歇組	田畑式	階梯式	大組	循環間歇
鍛鍊動作	1.伏地挺身 2.軍式推舉／ 　手放高 3.窄手伏地挺 　身／手放高 4.坐姿撐體／ 　屈膝	1.敲敲鞋 2.弓箭步 3.早安	1.讓我起來／ 　曲膝 2.讓我進去 3.讓我起來／ 　反握且曲膝 4.讓我進去／ 　掌心朝上	1.V字起坐＋ 　俄式扭腰 2.超人式＋陸 　上游泳 3.空中踩腳踏車 　＋抬腿	1.交互後弓箭步 　10個 2.讓我進去8個 3.伏地挺身6個
第10週	大組	間歇組	田畑式	階梯式	循環間歇
鍛鍊動作	1.伏地挺身／腳 　放高＋飛推 2.軍式推舉＋ 　拇指向上 3.窄手伏地挺 　身＋坐姿撐 　體／腳放地	1.保加利亞式跨 　腿深蹲 2.側弓箭步 　.深蹲／最低處停 　4-6秒 3.枕上單腳 RDL	1.讓我進去／腳 　比手遠（腳比 　平常更退一 　步） 2.踢踢 3.毛巾曲臂	1.捲腹 2.超人式／超伸 　展，手在體側 3.抬腿 4.超人式／超伸 　展，只做下半 　身	1.交互後弓箭步 　10個 2.讓我進去8個 3.伏地挺身6個

一級課程 | 中階學員適用

★第1-2週　★肌耐力期　★（階梯式）

	第1天 推／拉	第2天 腿／核心	第3天 推／拉	第4天 腿／核心
鍛鍊動作	伏地挺身	交互後弓箭步／最低處停1-3秒	伏地挺身	交互後弓箭步／最低處停1-3秒
	讓我起來	交互單腳 RDL	讓我起來	交互單腳 RDL
	軍式推舉	豐田式／ 最低處停1-3秒	軍式推舉	豐田式／ 最低處停1-3秒
	讓我進去	超人式／超伸展， 手放體側	讓我進去	俄式扭腰

RDL= 羅馬尼亞式提舉

★第3-4週　★肌力養成期　★（間歇組）

	第1天 推	第2天 腿	第3天 拉	第4天 核心
鍛鍊動作	伏地挺身／ 腳放高	保加利亞式跨腿深蹲／最低處停1-3秒	輔助門板引體向上（用個椅子放腳或跳上，但著重於反向施力）	抬腿／ 雙手抱胸
	軍式推舉	側弓箭步／最低處停4-6秒	讓我起來	超人式
	窄手伏地挺身	豐田式／最低處停4-6秒	讓我進去	空中踩腳踏車
	輔助撐體（曲膝腳放在身後椅上協助伏地挺身）	枕上單腳 RDL	毛巾曲臂	超人／超伸展， 手放頜下

★第5-6週　★爆發力期　★（大組）			
第1天 推	第2天 腿	第3天 拉	第4天 核心

鍛鍊動作	1.伏地挺身／腳放高且最低處停1-3秒 2.飛推	1.交互單腳深蹲／雙手扶椅 2.豐田式／最低處停4-6秒	1.門板引體向上 2.讓我進去	1.懸垂抬腿／曲膝 2.鐵十字／曲膝
	1.軍式推舉／腳放高 2.拇指向上	1.交互側弓箭步／最低處停4-6秒 2.交互後弓箭步／最低處停1-3秒	1.讓我進去／最高處撐4-6秒 2.讓我起來	1.交互單腳提臀 2.超人式
	1.窄手伏地挺身／腳放高 2.輔助撐體	1.枕上交互單腳RDL／最低處停1-3秒 2.跳箱子	1.讓我起來／反握且腳放高 2.讓我進去／手掌朝上	1.V字起坐 2.俄式扭腰

★第7-10週　★波動期				
	第1天 推	第2天 腿	第3天 拉	第4天 核心	第5天
第7週	階梯式	大組	間歇式	田畑式	循環間歇
鍛鍊動作	1.中國式伏地挺身手 2.伏地挺身 3.窄手伏地挺身 4.坐姿撐體	1.交互單腳深蹲／扶著兩椅+豐田式／最低處停4-6秒 2.交互側弓箭步／最低處停4-6秒+交互後弓箭步／最低處停1-3秒 3.枕上交互單腳RDL／中途停1-3秒+跳箱子	1.輔助門板引體向上（用個椅子放腳或跳上但著重於反向施力） 2.讓我起來 3.讓我進去 4.毛巾曲臂	1.俄式扭腰 2.仰躺踢腿 3.深蹲	1.讓我起來6個／曲膝 2.交互側弓箭步12個 3.伏地挺身8個
第8週	田畑式	階梯式	大組	間歇組	循環間歇
鍛鍊動作	1.伏地挺身／手放高台 2.坐姿撐體／腳放地 3.深蹲	1.交互後弓箭步／最低處停1-3秒 2.交互側弓箭步 3.豐田式／最低處停1-3秒 4.交互單腳RDL	1.門板引體向上+讓我進去 2.讓我進去／最高處撐4-6秒+讓我起來 3.讓我起來／反握且腳放高+讓我進去／手掌朝上	1.抬腿／手抱胸 2.超人式 3.空中踩腳踏車 4.超人式／超伸展，手置頷下	1.讓我起來6個／曲膝 2.交互側弓箭步12個 3.伏地挺身8個

	第1天 推	第2天 腿	第3天 拉	第4天 核心	第5天
第9週	間歇組	田畑式	階梯式	大組	循環間歇
鍛鍊動作	1.伏地挺身／腳放高 2.中國式伏地挺身／手放高 3.窄手伏地挺身／手放高 4.輔助撐體	1.鐵人麥克 2.側跳 3.深蹲	1.讓我起來 2.讓我進去 3.讓我起來／反握 4.讓我進去／掌心朝上	1.懸垂抬腿／曲膝＋鐵十字 2.交互單腳提臀＋超人式 3.V字起坐＋俄式扭腰	1.讓我起來6個／曲膝 2.交互側弓箭步12個 3.伏地挺身8個
第10週	大組	間歇組	田畑式	階梯式	循環間歇
鍛鍊動作	1.伏地挺身／腳放高且最低處停1-3秒＋飛推 2.軍式推舉／腳放高＋推舉過頭 3.窄手伏地挺身／腳放高＋輔助撐體	1.保加利亞式跨腿深蹲／最低處停1-3秒 2.側弓箭步／最低處停4-6秒 3.豐田式／最低處停4-6秒 4.枕上單腳RDL	1.讓我起來 2.讓我進去 3.深蹲	1.空中踩腳踏車 2.超人式／超伸展，手在頷下 3.大開大闔剪刀腳 4.陸上游泳	1.讓我起來6個／曲膝 2.交互側弓箭步12個 3.伏地挺身8個

精鍊課程 | 進階學員適用

★第1-2週　★肌耐力期　★（階梯式）

	第1天 推／拉	第2天 腿／核心	第3天 推／拉	第4天 腿／核心
鍛鍊動作	交互單手伏地挺身／手放高	交互單腳深蹲／有輔助或懸出一平台	交互單手伏地挺身／手放高	交互單腳深蹲／有輔助或懸出一平台
	輔助門板引體向上（用個椅子放腳或跳上，但著重於反向施力）	交互後弓箭步／最低處停4-6秒	輔助門板引體向上（用個椅子放腳或跳上，但著重於反向施力）	交互側弓箭步／最低處停1-3秒
	軍式推舉／腳放高	提臀	軍式推舉	交互枕上單腳RDL
	讓我起來	超人	讓我進去	鐵十字／曲膝

★第3-4週　★肌力養成期　★（間歇組）

	第1天 推	第2天 腿	第3天 拉	第4天 核心
鍛鍊動作	單手伏地挺身／手放高	單腳深蹲／有輔助或外懸出一平台	門板引體向上	懸垂抬腿（腿舉到與地面平行）
	俯衝	保加利亞式跨腿深蹲／最低處停1-3秒	讓我進去／最高處撐1-3秒	枕頭槓桿
	軍式推舉／腳放高	側弓箭步／最低處停4-6秒	讓我起來	V字起坐
	撐體	單腳提臀	讓我起來／反握	超人式

★第5-6週　★爆發力期　★（大組）				
	第1天 推	第2天 腿	第3天 拉	第4天 核心
鍛鍊動作	單手伏地挺身＋彈起伏地挺身	舉臂單腿深蹲＋跳箱子	門板引體向上＋讓我起來	懸垂抬腿＋空踩腳踏車
	軍式推舉／腳放高＋俯衝	扭捏深蹲＋鐵人麥克	單手讓我進去＋讓我起來／反握	枕頭槓桿＋超人式
	平台三頭肌伸展＋飛推	火腿三明治＋側跳	讓我起來／反握且最高處停4-6秒＋毛巾曲臂	Ｖ字起坐＋鐵十字／曲膝

★第7-10週 ★波動期				
	第1天 推	第2天 腿	第3天 拉	第4天 核心	第5天
第7週	階梯式	大組	間歇式	田畑式	循環間歇
鍛鍊動作	1.單手伏地挺身／手放膝高平台 2.俯衝 3.撐體 4.坐姿撐體	1.舉臂單腳深蹲＋扭捏深蹲 2.跳箱子與＋鐵人麥克 3.火腿三明治＋側跳	1.門板引體向上 2.讓我進去／最高處撐1-3秒 3.讓我起來 4.讓我起來／反握	1.側邊V字起坐（每邊各4組） 2.仰躺踢腿／手抱胸 3.深蹲	1.輔助交互單腳深蹲或跳箱子12個 2.俯衝6個 3.讓我起來8個
第8週	田畑式	階梯式	大組	間歇組	循環間歇
鍛鍊動作	1.伏地挺身 2.飛推 3.深蹲	1.輔助單腳深蹲 2.扭捏深蹲 3.側弓箭步／最低處停1-3秒 4.提臀	1.門板引體向上＋讓我起來 2.單手讓我進去＋讓我起來／反握且腳放高 3.讓我進去／反握＋毛巾曲臂	1.懸垂抬腿（腿舉到與地面平行） 2.枕頭槓桿 3.V字起坐 4.超人式	1.輔助交互單腳深蹲或跳箱子12個 2.俯衝6個 3.讓我起來8個
第9週	間歇組	田畑式	階梯式	大組	循環間歇
鍛鍊動作	1.單手伏地挺身／手放高 2.俯衝 3.軍式推舉／腳放高 4.撐體	1.鐵人麥克 2.側跳 3.深蹲	1.輔助門板引體向上 2.讓我起來 3.讓我起來／反握 4.讓我進去	1.懸垂抬腿＋空踏腳踏車 2.枕頭槓桿＋超人 3.V字起坐＋鐵十字／曲膝	1.輔助交互單腳深蹲或跳箱子12個 2.俯衝6個 3.讓我起來8個
第10週	大組	間歇組	田畑式	階梯式	循環間歇
鍛鍊動作	1.單手伏地挺身＋彈起伏地挺身 2.軍式推舉／腳放高＋俯衝 3.平台三頭肌伸展＋飛推	1.單腳深蹲／輔助或懸出平台 2.保加利亞式跨腿深蹲／最低處停4-6秒 3.側弓箭步／最低處停4-6秒 4.單腳提臀	1.讓我起來 2.讓我進去 3.深蹲	1.側邊V字起坐／曲膝 2.踢踢 3.抬腿手抱胸 4.超人式／超伸展，手在頜下	1.輔助交互單腳深蹲或跳箱子12個 2.俯衝6個 3.讓我起來8個

領袖課程 | 精英適用

★第1-2週　★肌耐力期　★（階梯式）

	第1天 推／拉	第2天 腿／核心	第3天 推／拉	第4天 腿／核心
鍛鍊動作	交互單手伏地挺身／手放高	交互舉臂單腳深蹲	交互單手伏地挺身／手放高	交互單腳深蹲
	門板引體向上	鐵人麥克	門板引體向上	跳箱子
	俯衝	交互單腳提臀	軍式推舉／腳放高	扭捏深蹲
	讓我起來／腳放高	枕頭槓桿	交互單手讓我進去	鐵十字／曲膝

★第3-4週　★肌力養成期　★（間歇組）

	第1天 推	第2天 腿	第3天 拉	第4天 核心
鍛鍊動作	單手伏地挺身	舉臂單腳深蹲	門板引體向上／最高處停1-3秒	懸垂抬腿（舉到最高）
	倒立伏地挺身	保加利亞式跨腿深蹲／最低處停6-4秒	單手讓我進去	枕頭槓桿
	俯衝	扭捏深蹲	讓我起來／反握且腳放高	折刀
	平台三頭肌伸展／約齊臀高的平台	鐵人麥克	讓我進去／最高處停4-6秒	超人式

★第5-6週　★爆發力期　★（大組）				
	第1天 推	第2天 腿	第3天 拉	第4天 核心
鍛鍊動作	單手伏地挺身／腳放高＋彈起伏地挺身	交互舉臂單腳深蹲／最低處停1-3秒＋跳箱子	門板引體向上／最高處停4-6秒＋讓我起來／腳放高	懸垂抬腿／最高處停4-6秒（腳抬到手）＋慢速空踩腳踏車／用2秒將膝蓋拉進
	倒立伏地挺身／最低處停1-3秒＋俯衝	扭捏深蹲／最低處停1-3秒＋鐵人麥克	單手讓我進去／最高處撐1-3秒＋讓我起來／反握且腳放高	枕頭槓桿＋超人式
	平台三頭肌伸展／約齊臀高的平台＋飛推	火腿三明治＋側跳	引體向上／碰到胸骨＋讓我進去／反握且最高處撐4-6秒	折刀＋鐵十字

★第7-10週　★波動期					
	第1天 推	第2天 腿	第3天 拉	第4天 核心	第5天
第7週	階梯式	大組	間歇式	田畑式	循環間歇
鍛鍊動作	1.單手伏地挺身 2.倒立伏地挺身 3.俯衝／最低處停1-3秒	1.交互舉臂單腳深蹲／最低處停1-3秒＋跳箱子 2.扭捏深蹲／最低處停1-3秒＋鐵人麥克 3.火腿三明治／不用手＋側跳	1.門板引體向上／最高處停1-3秒 2.單手讓我進去 3.讓我起來／反握且腳放高 4.讓我進去／反握最高處撐4-6秒	1.V字起坐 2.側邊V字起坐（每組做完換邊，每邊4組） 3.登山家 4.深蹲	1.交互舉臂單腳深蹲12個（每邊6個）或鐵人麥克24個（儘量跳高） 2.倒立伏地挺身6個 3.門板引體向上8個

	第1天 推	第2天 腿	第3天 拉	第4天 核心	第5天
第8週	田畑式	階梯式	大組	間歇組	循環間歇
鍛鍊動作	1.伏地挺身 2.飛推 3.深蹲 4.波比操	1.單腳深蹲 2.扭捏深蹲 3.鐵人麥克 4.單腳提臀	1.門板引體向上 ／最高處停4-6 秒＋讓我起來 ／腳放高 2.單手讓我進去 ／最高處撐1-3 秒＋讓我起來 ／反握且腳放 高 3.引體向上／碰 到胸骨＋讓我 進去／反握且 最高處撐4-6秒	1.懸垂抬腿（舉 到最高） 2.枕頭槓桿 3.折刀 4.超人式	1.交互舉臂單 腳深蹲12個 或鐵人麥克 24個（儘量 跳高） 2.倒立伏地挺 身6個 3.門板引體向 上8個
第9週	間歇組	田畑式	階梯式	大組	循環間歇
鍛鍊動作	1.單手伏地挺身 2.倒立伏地挺身 3.俯衝 4.平台三頭肌伸 展／約齊臀高 的平台	1.鐵人麥克 2.側跳 3.深蹲挺舉 4.深蹲	1.門板引體向 上 2.讓我起來 3.讓我起來／ 反握 4.交互單手讓 我進去	1.懸垂抬腿（腳 抬到手）／最 高處停4-6秒 ＋空踩腳踏車 （慢慢做每邊 12個共24個） 2.枕頭槓桿＋超 人式 3.折刀＋鐵十字 （慢慢做每邊 6個共12個）	1.交互舉臂單 腳深蹲12個 或鐵人麥克 24個 2.倒立伏地挺 身6個 3.門板引體向 上8個
第10週	大組	間歇組	田畑式	階梯式	循環間歇
鍛鍊動作	1.單手伏地挺身 ／腳放高＋彈 起伏地挺身 2.倒立伏地挺身 ＋俯衝／做到 胸腔在兩手間 之際暫停 3.平台三頭肌伸 展／約齊臀高 的平台＋飛推	1.單腳深蹲 2.保加利亞式跨 腿深蹲／最低 處把背包舉高 3.鐵人麥克 4.火腿三明治	1.輔助門板引 體向上（用 個椅子放腳 或跳上，但 著重於反向 施力） 2.讓我起來 3.讓我進去 4.登山家	1.折刀 2.枕頭槓桿 3.交互V字起 坐／腳打直 4.超人式	1.交互舉臂單 腳深蹲12個 或鐵人麥克 24個 2.倒立伏地挺 身6個 3.門板引體向 上8個

附錄一　**居家設備**

只要有足夠敏銳的觀察力及創造力，任何房間都能變成健身中心。雖然我的課程未必會用得到它們，但你一定會驚訝，原來基本的居家用品可以創造出那麼多的阻力設備，取代傳統肌力訓練所用的啞鈴。

就拿「曲臂」這個動作為例。沒有啞鈴，不表示就無法做曲臂。你可以用大型的水罐（依程度決定裝多少水）、裝滿東西的購物袋，或我最愛用的方法：拿個行李袋或背包，裝滿書、雜誌、報紙之類的重物，不管是在家還是出門在外都很好用。把東西放入背包裡，直到重量剛好，然後握住頂端的提把。你還可以做個好用的握桿，長度正好適合讓手握住，然後用膠帶固定在背包頂端的提把。大部分的背包都可以輕易裝個 25 公斤，有的還可以更重。

像是推舉、三頭肌運動或是站姿上提，只要是用到啞鈴的運動都可以拿背包代替。不論是做伏地挺身、深蹲、弓箭步，都可以在肩上扛著加了重物的背包，增加阻力。電話簿、教科書、百科全書、字典，甚至磚塊和湯罐，皆可充當重物裝進背包，還有一些能輕易改變其重量的東西，也都很合適。背著裝滿石塊的背包，手裡拎個裝滿水的 10 公升水罐，做起「小腿提舉」的強度就明顯提高許多。如果是坐姿小腿彎舉，那就放些砂包在膝上。

拿條繩索，或任何長帶子，繞過大樹、圍籬或欄杆，就可以做「讓我進去」，單手雙手都可以。如果你想買一組附束帶的握環，那也相當不錯。只要發揮創意，你所需要用到的設備，很可能家裡早就有了。

以下是幾個運用家中物件 DIY 健身器具的例子。

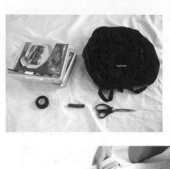
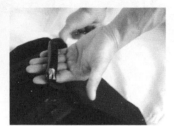
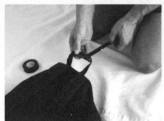
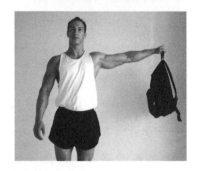
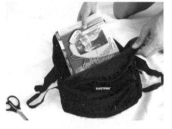
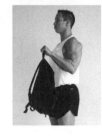
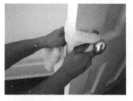
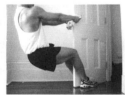
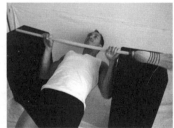
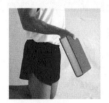

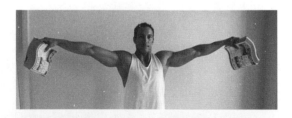
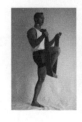
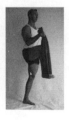
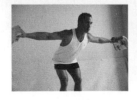
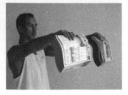

附錄二　成功健身規劃的六大原則

一、持續

要想達到長期功效，一定要符合這項原則。好的訓練課程、均衡的飲食還有適度的休息，這些都要維持。不是只有兩個月，我的意思是要能持續好幾年，甚至好幾十年。一有所不足時，就得趕緊跟上。堅實的訓練原則應該成為一種生活習慣。

二、復原

訓練課程裡有沒有安排適度休息，是否會導致過度訓練？（有關過度訓練的徵兆和症狀，參見第七章關於「多多益善」迷思的討論）。

三、規律

身體需要規律。反覆次數、運動強度、間隔和動作若都隨意進行，算不上是體能鍛鍊課程。正如我的航管指導員所說：「我們需要有系統，有計劃──這樣才有嚇阻力。」身體無法適應隨興不規律的行動。如果缺乏規律，也就沒什麼需要去適應的了。最好能夠設定目標，然後規律且按部就班地進行，這樣才能快速抵達目標。

四、多樣

多樣並不是說每次鍛鍊身體都要做不同的動作。我們可以年復一年都做少數幾項專為各個身體部位設計的動作。要變化的是強度、訓練量，以及組間的

休息。採行徒手重量訓練時，如果想調整強度，可做相同動作的變化型，並運用不同類型的鍛鍊方式。

五、漸進

　　令人驚訝的是，各地的健身中心普遍忽略這項原則。我常發現，人們上健身房，每年舉起的重量都相同。怎麼會這樣呢？由於其他原則都有遵循，所以原因可能在於，其健身規劃並未從簡單進展至困難的項目，例如重量、較難的變化型、更多次數、縮短休息時間、加快節奏等等，這都能增加難度。同時，鍛鍊課程也有可能進展太快，造成過度訓練。

六、超負荷

　　為了改變身體組成並增進肌力，我們需要讓肌肉承受它並不習慣的壓力。身體需要有新刺激，促使它去適應。等到它適應了，又需要有超過之前程度的新刺激。進步和超負荷是一體兩面，關鍵是要拿捏得恰到好處。

附錄三　健身規劃的科學依據

分期：終極肌力訓練規劃的骨架

　　了解各項鍛鍊是為什麼要做、要怎麼做，而不是盲目草率地做完了事，能讓你有足夠動力面對難關，避免提不起勁，並指導你掌握要點，當身體狀況改變且適應之後，要如何視個人情形進行調整。

　　訓練量：組數乘上反覆次數。

　　訓練強度：某個動作的難度。舉例來說，做一下單手伏地挺身要比做一下傳統伏地挺身的強度更高。

　　持續、復元、規律、多樣、漸進及超負荷，這訓練的六大必要原則，藉由定期從多量、低強度的訓練轉換至少量、高強度的訓練，而產生變化。也就是說，健身課程應該從做很多次相對容易的動作，轉換成做較少次的更困難的動作。這種做法會增進運動表現，同時避免常見的缺失，像是過度訓練和受傷。已有數不清的研究顯示，比起訓練量及強度少有變化或毫無變化的無分期健身規劃（許多書籍內容是如此），有分期的健身課程更能達到肌力以及身體組成的更大變化。

　　「分期」是指健身規劃所設定的時段，分別著重特定技能（肌耐力、肌力以及爆發力）。一般來說，肌耐力是在高訓練量／低強度（high-volume/low-intensity, HVLI）期訓練，在我設計的課程中是使用「階梯式」，而不用僵化的固定組數與反覆次數。肌力是在中等訓練量／中等強度期訓練，各組所做的次數在 6-12 下。爆發力則是在低訓練量／高強度（low-volume/high-intensity,

LVHI）期訓練，各組所做的次數在 1-5 下。

　　分期從HVLI進展到LVHI，是藉由減少反覆次數與（或）組數（訓練量），同時增加阻力大小或動作的難度（訓練強度）。

　　因為有不同類型的分期，而且依照個人的體能狀況，兩種主要方法各有其優缺點。正因如此，我的課程規劃運用線性期以及波動期兩者。

　　線性分期（Linear Periodization, LP）是傳統且最常見的分期規劃。線性分期是在 2 至 4 期中以線性方式從HVLI進展到LVHI。

　　隨著總反覆次數減少而動作難度增加，著重之處由肌耐力移至肌力並接著轉換至爆發力。當線性分期規劃這樣逐步進展，各組之間的休息間隔，應隨著強度而增加。一般而言，肌耐力期要休息 30-60 秒，肌力期要 90-120 秒，爆發力期則是 2.5-5 分鐘。

　　這個分期法對初學者或是長期沒鍛鍊的人頗有幫助，因為它能在適當時間內，讓身體與各關節適應新的動作，並隨著強度逐步增加，培養出動作效率。直接開始做高強度動作，等於是自找麻煩。此外，HVLI能讓初學者順利進入狀況，主要是由於動作效能增加，可以避免受傷和過度訓練。HVLI期是要熟悉動作及其變化型，便於入門。

　　雖然這方法相當有利於未受過訓練的人，不過也有個缺點，它會使得中級或進階的學員沒練到的技巧退步，因為各期持續的時間長（2-4 週），而且只著重於特定的技巧。此外，它也缺乏其他方法的多樣性，會有些無聊。

　　逐日波動分期（Daily Undulating Periodization, DUP），每日鍛鍊不同技巧，訓練量和強度每天波動變化。例如HVLI期，會在某一天著重於爆發力的訓練，而在次日著重於肌力。這方法能產生許多變化，因為它每天都給身體帶來新的挑戰，動機比較容易維持。這方法也能避免某項技巧因疏於練習而退步，因為每週都會變化項目。研究發現，比起傳統線性分期法，這種分期法能夠練出兩倍的肌力增長。

逐日波動分期只適合那些已有足夠訓練的人，他們要進行非常高強度運動並避免受傷。

我設計的健身規劃

前六週用採用線性分期，兩週鍛鍊肌耐力、肌力及爆發力，直到第 7 週開始採逐日波動分期，而且持續4週，一直到第 10 週結束為止。運用線性分期以及逐日波動分期，可以兼顧到兩者的優點。線性分期的進步明顯，逐日波動分期的效果長遠，初學者都能從中獲益。而且，既然這是持續反覆的課程，6 週的線性分期可預防之後4週逐日波動分期帶來的超負荷，後者在額外增加的第五天要進行高強度的間歇訓練（HIIT），這對於養大肌肉、燃燒脂肪、增加心肺耐力和肌力具有驚人效果。

不管你是否採用我規劃的健身課程，你要確定訓練時有用某種分期法。任何分期法要比什麼都沒有來得好。若你總是費盡全力，即使強度低，也會導致過度訓練，最終傷到自己。這適用於任何肌力以及健身訓練，不管你是舉重、跑步、騎自行車、划船或其他運動。要記得，分期法變化無窮。我所選的搭配，適合鍛鍊肌力與體能的徒手重量訓練。我的課程能培養八項體能：肌力、爆發力、速度、肌耐力及心肺耐力，這是藉由調控訓練量（組數與反覆次數）、訓練強度（動作的難度），還有時間（鍛鍊及休息期間）來達成；另外的幾個技巧，也就是平衡、協調性以及柔軟度，則是藉著進步到更富挑戰性的徒手重量訓練動作而達成。

作者版稅將部分捐給特殊任務戰士基金會，為出任務及訓練期間殉職人員的遺族，提供全額獎學金和諮商協助，並對重傷人員及其家庭提供即時經濟協助。
www.specialops.org

健身動作索引

英文索引

中文索引

國家圖書館出版品預行編目資料

你的身體就是最好的健身房 / 馬克‧羅倫（Mark Lauren）、約書亞‧克拉克
（Joshua Clark）著；崔宏立譯. -- 二版. -- 臺北市：商周出版, 城邦文化事業股份有
限公司出版：英屬蓋曼群島商家庭傳媒股份有限公司城邦分公司發行, 2021.09

　　面；　公分

譯自：You are your own gym: the bible of bodyweight exercises

ISBN 978-986-5482-39-8（平裝）

1. 健身運動　2.運動訓練

411.711　　　　　　　　　　　　　　　　　　　　　　　　　　110003524

你的身體就是最好的健身房（暢銷數位版）

原 文 書 名／YOU ARE YOUR OWN GYM: The Bible of Bodyweight Exercises
作　　　者／馬克‧羅倫（Mark Lauren）、約書亞‧克拉克（Joshua Clark）
譯　　　者／崔宏立
責 任 編 輯／程鳳儀

版　　　權／劉鎔慈
行 銷 業 務／林秀津、周佑潔
總 經 理／彭之琬
事業群總經理／黃淑貞
發 行 人／何飛鵬
法 律 顧 問／元禾法律事務所王子文律師
出　　　版／商周出版
　　　　　　城邦文化事業股份有限公司
　　　　　　台北市104中山區民生東路二段141號9樓
　　　　　　電話：(02) 2500-7008　傳真：(02) 2500-7759
　　　　　　E-mail：bwp.service@cite.com.tw
發　　　行／英屬蓋曼群島商家庭傳媒股份有限公司城邦分公司
　　　　　　台北市中山區民生東路二段141號2樓
　　　　　　書虫客服服務專線：02-25007718；25007719
　　　　　　服務時間：週一至週五上午09:30-12:00；下午13:30-17:00
　　　　　　24小時傳真專線：02-25001990；25001991
　　　　　　劃撥帳號：19863813；戶名：書虫股份有限公司
　　　　　　讀者服務信箱：service@readingclub.com.tw
　　　　　　城邦讀書花園：www.cite.com.tw
香港發行所／城邦（香港）出版集團有限公司
　　　　　　香港灣仔駱克道193號東超商業中心1樓
　　　　　　E-mail：hkcite@biznetvigator.com
　　　　　　電話：(852)2508-6231　　傳真：(852)2578-9337
馬新發行所／城邦（馬新）出版集團 【Cite (M) Sdn. Bhd.】
　　　　　　41, Jalan Radin Anum, Bandar Baru Sri Petaling, 57000 Kuala Lumpur, Malaysia
　　　　　　電話：(603)9057-8822　　傳真：(603)9057-6622
　　　　　　E-mail：cite@cite.com.my

封 面 設 計／徐璽工作室　　　　　　電腦排版／唯翔工作室
印　　　刷／韋懋實業有限公司
總 經 銷／聯合發行股份有限公司　電話：(02) 2917-8022　傳真：(02) 2911-0053
　　　　　　地址：新北市新店區寶橋路235巷6弄6號2樓

■ 2014年03月11日初版　　　　　　　　　　　　　　　　　　Printed in Taiwan
■ 2021年09月30日二版

城邦讀書花園
www.cite.com.tw

定價／420元　　　　　　　　　ISBN 978-986-5482-39-8　　　　　　版權所有‧翻印必究

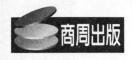商周出版

廣 告 回 函
北區郵政管理登記證
北臺字第10158號
郵資已付，免貼郵票

104　台北市民生東路二段141號2樓

英屬蓋曼群島商家庭傳媒股份有限公司城邦分公司　收

請沿虛線對摺，謝謝！

書號：BH6004T　　　書名：你的身體就是最好的健身房（暢銷數位版）

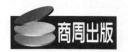

讀者回函卡

線上版讀者回函卡

感謝您購買我們出版的書籍！請費心填寫此回函卡，我們將不定期寄上城邦集團最新的出版訊息。

姓名：＿＿＿＿＿＿＿＿＿＿＿＿＿＿＿＿＿＿＿＿ 性別：□男 □女

生日：西元＿＿＿＿＿＿年＿＿＿＿＿＿月＿＿＿＿＿＿日

地址：＿＿＿＿＿＿＿＿＿＿＿＿＿＿＿＿＿＿＿＿＿＿＿＿＿

聯絡電話：＿＿＿＿＿＿＿＿＿＿＿ 傳真：＿＿＿＿＿＿＿＿＿＿

E-mail：＿＿＿＿＿＿＿＿＿＿＿＿＿＿＿＿＿＿＿＿＿＿

學歷：□ 1. 小學 □ 2. 國中 □ 3. 高中 □ 4. 大學 □ 5. 研究所以上

職業：□ 1. 學生 □ 2. 軍公教 □ 3. 服務 □ 4. 金融 □ 5. 製造 □ 6. 資訊

　　　□ 7. 傳播 □ 8. 自由業 □ 9. 農漁牧 □ 10. 家管 □ 11. 退休

　　　□ 12. 其他＿＿＿＿＿＿＿＿＿＿＿＿＿＿＿＿＿＿

您從何種方式得知本書消息？

　　　□ 1. 書店 □ 2. 網路 □ 3. 報紙 □ 4. 雜誌 □ 5. 廣播 □ 6. 電視

　　　□ 7. 親友推薦 □ 8. 其他＿＿＿＿＿＿＿＿＿＿＿＿

您通常以何種方式購書？

　　　□ 1. 書店 □ 2. 網路 □ 3. 傳真訂購 □ 4. 郵局劃撥 □ 5. 其他＿＿＿

您喜歡閱讀那些類別的書籍？

　　　□ 1. 財經商業 □ 2. 自然科學 □ 3. 歷史 □ 4. 法律 □ 5. 文學

　　　□ 6. 休閒旅遊 □ 7. 小說 □ 8. 人物傳記 □ 9. 生活、勵志 □ 10. 其他

對我們的建議：＿＿＿＿＿＿＿＿＿＿＿＿＿＿＿＿＿＿＿

　　　＿＿＿＿＿＿＿＿＿＿＿＿＿＿＿＿＿＿＿＿＿＿＿＿

　　　＿＿＿＿＿＿＿＿＿＿＿＿＿＿＿＿＿＿＿＿＿＿＿＿